新潮文庫

脳はみんな病んでいる

池谷裕二
中村うさぎ　著

新潮社版

11785

はじめに

私にしては深刻な面持ちと重たい筆運びで、この「はじめに」を書きます。

中村うさぎさんとの対談に基づく本書は、前著『脳はこんなに悩ましい』の健全な延長です。第二弾とはいえ、内容的にはオーバーラップはなく、両書は独立した書物ですので、読んでいただく順番は読者の自由です。にもかかわらず、「健全な延長」という限定的な表現を、あえてここで使った理由を説明します。

前著では、「私とは何か」、ひいては「人間とは何か」という問いについて、うさぎさんと真摯《しんし》に語り合いました。こうした話題は自然と、「科学と宗教の違いは何か」などのように、私たち科学者には禁断である問いにも抵触することになります。しかし、そこから逃避することなく真正面から向かい合いました。

そのためにも（他の拙著では慎重に避けている）世間一般で〝下品〟とされるような話題について触れることさえ躊躇《ちゅうちょ》しませんでした。「人間」という表裏の一方だけを端折《はしょ》ることなく、両者を包括的に俎上《そじょう》に載せることで、精度の高い「人間像」があぶり出されると考えたからです。

自己や人間の意義を問うことは、究極的には「個性とは何か」を問うことです。ヒントを得るために、うさぎさんと私は、アメリカの民間会社にDNA検査を委託することにしました。今でこそDNAを調べることを通じて自分の「本質」を問うことは珍しくなくなりましたが、二〇一二年当時は、異端ともいえるチャレンジでした。しかし、個性の問題を真正面から深掘りするなかで自然と到達する漂着点という意味で、あの人柱《ひとばしら》的な挑戦は今でも正しい選択だったと信じています。

ただ、あれほど露骨に自分を問い詰めた前著でも、実はまだ避けていた話題があります。それは「健康とは何か」です。もう少し直截《ちょくせつ》に表現すれば「正常とは何か」です[1]。個性の問題をとことん突き詰めると、この問題が巨人のように目の前に立ちはだかります。本来ならば倫理的にも避けて通りたい、そして、社会の風潮としても、できれば目を逸《そ》らしておきたい不都合で面倒な話題です。にもかかわらず、おそらく原始時代から問い続けられてきたであろう普遍的かつ根源的な話題だろうと思います。

DNAを調べればすぐに認識できるはずです。人は誰しも少なくとも数十種の疾患や障害を抱えながら生きているということを——。健康な人など世界中で一人もいないということを——。

ならば、なおのこと問いたくなります。「正常」とは何なのでしょうか。DNA検査の体験を通じて、「正常」の輪郭が一気に不明瞭《ふめいりょう》になりました。

DNA検査を通じて、私自身の疾患や先天性障害を知ることができました。そして、そのすべてを前著で暴露した……ふりをしていました。本当は、もっとも大切な根幹部分に触れることを避けていたのです。そこに一歩踏み込もうというのが本書なのです。これが「健全な延長」の意味です。

「馬鹿《ばか》と天才は紙一重」という際《きわ》どい言葉があります（注：【馬鹿】社会的常識に欠けていること【天才】生れつき備わったすぐれた才能［広辞苑《こうじえん》 第七版］より抜粋）。実際、百万人以上を対象にした大規模な調査から、狂気と創造性は確かに紙一重であることを示すデータが発表されています。[2]

「中村うさぎ」は天才です。明らかに凡人とは違います。そして、遠慮がちに表現しても「変人」です。それこそが、うさぎさんが作家として他人とは代替不可能な個性を確立している理由でもあります。実際私は、誰とも異なる彼女の「個性」に惹《ひ》かれて、うさぎさんの出す一冊一冊の書物を読むことを、そして、直接お目にかかって談笑する機会を、ことのほか大切にし、楽しんできました。

一方私も、生命科学という分野では多少成功し、それなりの学術論文を発表することで、今は東京大学の教授職にも就いています。いまだに私は自分の能力について過信するところは一切ありませんが、とはいえ誰でも私と同じ道を通ることができるわけではないだろうことも（うぬぼれではなく客観的な自己評価として）自認しています。この意味で、私も紛れもない「変人」です。

しかし私のこれまでの研究実績を、自分の脳回路の「異常」を代償に手に入れたものだと、安易に切り捨てることには、大いなる心理的抵抗があります。

そんな私にとって、根源となる問いこそが「正常とは何か」です。

世界六十三カ国での大規模なメタ解析の調査によれば、生涯にうつ症状や不安障害、強迫性障害などの精神疾患を患《わずら》う人は二九パーセントです[3]。その多くは適切な処置を受けず、放置されていることもわかっています。また日本国内の調査によれば、自閉スペクトラム症などの発達障害の児童生徒の割合は六・五パーセントです[4]。これは特別学級を含めない通常クラスに関する数値です。この数値を多いと見るべきか、少ないと見るべきか。

世間では多数決が多用されています。選挙や議決だけでなく、「正常と異常」や「常識と非常識」の線引きにさえも、暗に多数決の原理が通底しています。

たとえば、私たちの足の指は五本です。四本になると「欠指症」、つまり「異常」あるいは「障害」と診断されます。理由はシンプルです。「五本指が多数派」だからです。一方、イヌの後肢に指が五本あったら、逆に「多指症」と診断されます。四本指が多数派だからです。しかし、少数派だからといって、単純に「病気」や「奇形」と決め付けてよいのでしょうか。

これと同じことです。中村うさぎや池谷裕二は「キチガイ」でしょうか（注：【気違い・気狂い】精神状態が正常でないこと。狂気。乱心。また、その人〔広辞苑 第七版〕より抜粋）。

本書を通じて、私たち二人が一体何にもがき、何に悩んでいるのか、多少なりとも伝えることで、この世の中がとても大切なことをあえて「見ないふり」していることに、なんとなく感づいていただけるかと思います。「禁断」という不可侵領域の虚構を作っているのは、人間社会そのものです——。これを伝えることが今回このような異色本を、あえて現時点で、無謀にも世に送り出す最大の理由です。なぜ「異色」なのか。本書を読みながら、ぜひ感じ取っていただきたいと切に願っています。

本書の契機は、中村うさぎさんが、二〇一三年八月に一時心肺停止にまで至った難病を発症されたことです。うさぎさんはいまでも症状に苦しんでいます。病気は生命体にとって忌《い》むべき「悪」です。しかし、私は思うのです。病気そのものは悪かもしれませんが、病気から派生して生まれるものは、悪ばかりとは限らないと。健康のありがたみに気づいたり、心配してくれる人々の優しさに気づいたり、新たな出会いがあったり、新しい知識を得るきっかけになったり、そして、こうした本を出す動機になったり――。逆説的な表現ですが、もしかしたら、私たちは「病気」というものによって生かされているのかもしれません。そして、「病気」というものに感謝しなくてはならないかもしれません。これ以上は言いません。ともかく読んで下さい。

最後になりましたが、うさぎさんとの対談をアレンジしてくださった中瀬ゆかりさん、編集を担当いただいた金寿《きむす》煥《はん》さん、対談原稿を構成いただいた荒井香織さんと大曽根幸太さん、そして、私たち二人の精神を「鑑定」いただいた精神科医ドクターX

氏に、心からお礼申し上げます。

二〇一八年冬　池谷裕二

目次

脳はみんな病んでいる

第一章　誤解する脳

階段が怖くてたまらない私

中村　池谷先生と一緒に対談集『脳はこんなに悩ましい』を出版した翌年の二〇一三年八月、私は入院先で心肺停止に陥って死にかけました。スティッフパーソン症候群という神経系の難病の疑いありと診断され、それから一時期は回復したのですが、また車イス生活に戻っちゃいました。

私が住んでいるマンションはメゾネットタイプになっていて、九階から八階に降りる階段が部屋の中にあるんですよ。この間まで全然平気だったのに、階段の前を通るのが突然すごく怖くなっちゃって。階段の前に来ると「わっ！　転げ落ちる！」と恐怖を感じて、パニック障害みたいになるんです。体がこわばって足がガクガクし、前にも後ろにも一歩も進めない。呼吸が荒くなって汗びっしょり。仕方がないので、階段からできるだけ離れた場所まで車イスを移動してもらいます。

池谷　ご病気の経緯は、当初から知人やメディアを通じてずっとフォローしてまして、心配しておりました。これまでに実体験として、階段から転げ落ちた経験はありますか。

中村　そういう経験はありません。でも頭の中で、勝手に転げ落ちるイメージが湧《わ》き起こっちゃうんです。ほかの場所でも車イスに乗っているとき、後ろに介助者がいないと「ひっくり返る！　誰か後ろを押さえて！」という恐怖心に襲われます。

池谷　不安や恐怖は、自分の意思ではなかなか止められないものです。たとえば不安障害の一種である強迫性障害（強迫症）には、最近になってやっと医学界のメスが入ってきました。どうやら強迫性障害は全人口の一パーセントほどいるようです[5]。統合失調症の人も同じくらいの患者数がいるのですが、統合失調症は不安障害に比べて症状が派手で、しばしば目に見える形で出てきます。ですから製薬企業も薬を作りたがりますし、私たちも研究の対象にしやすいし、また研究費を獲得しやすいという背景がありました。

それに比べて不安障害は後回しにされがちで、医師が診断名をつけるのも難しければ、いまのところ不安だけを完全に抑える特効薬もありません。そもそも、なぜ脳がうさぎさんのように、不要なくらい過剰な不安を生みだしてしまうのか、その理由がわからないのです。「セロトニン系の作用かもしれない」と言われ始めてはいますけ

[6]ど、まだまだ未解明です。

うさぎさんのように、「階段が怖い」という恐怖症とは少しタイプが異なる障害になりますが、たとえば、自分の手が汚れているような気がして、何十回も手を洗わなければ気が済まない人がいます。これが先ほど述べた強迫性障害です。

中村　外へ出かける前に、ガス栓が本当に閉まっているのか何回もチェックしちゃったり。

池谷　そうそう。こういうことは、誰にでも少しは思い当たることはありますよね。いったん家のカギを閉めてから「あれ、さっきエアコンのスイッチを消したかな」と気になって念のため見に戻ったり、「財布を持ってきたかな」と気になって玄関先でカバンの中身を調べる。これ自体は重要な確認行動で、生活の知恵の一環です。しかし、こうした行動が強烈になると強迫性障害と呼ばれます。駅に到着するまでに、カバンの中身を何十回も調べ直すとか。ついさっきガスの元栓を閉めたのに、何度も何度も往復して確かめに行ってしまうとか。

これは、ネズミの実験でも確認できています。ネズミも何度も同じ場所に行ってしまったり、ストレスのせいで自分の毛をかきむしったりする。この症状は、同時に不安障害の動物モデルとしても扱われることがあります。ヒトの場合は簡単に脳を開いて研究をするわけにはいきません。ですから、ネズミやサルで病気のメカニズムの検証を進めることになります。当然ながら、動物たちが見せる不安症状が、ヒトと同じかが常に論点になってきます。結局のところ、ヒトがなぜ不安になるのかという原因を特定することは、現代の科学の環境や技術では難しいのです。

うさぎさんは車イスに乗っているときに事故を起こしたり、階段から転げ落ちたこともないのに、なぜ恐怖に襲われるのか。当事者にとってはとんでもなく深刻なことなのに、とても残念なのですが、私たち神経科学者としては、屈辱的なことに、その生物学的な理由はまだよくわからないのです。

中村　映画やドラマで見たシーンがトラウマになっている可能性もありますよね。「なんでこんなバカバカしいことでパニックになるんだろう」「私が階段から落ちるわけないじゃん」と頭ではわかっていながら、階段の前でときどきパニック状態に陥ってしまいます。たまに廊下や階段がガラス張りになっている場所がありますけど、あれもとても怖い。

池谷　うさぎさんほど強烈な症状ではありませんが、そのイメージは私も湧きます。生まれたばかりのヒヨコも、ガラス張りの高床の上には絶対出ていきません。「そこは危ない」と誰かが教えたわけではないのに、「足元に深い底があるように見える場所は怖い」と、つまり高所は怖いと最初から感じるようにプログラムされているわけです。ヒトの場合は「ガラス張りの場所は安全性がきちんと確保されている」と知的に理解したり、「オレはこんな怖いところも平気な顔して渡れちゃうんだぜ、へっ」というような見栄《みえ》を張ったりなど、後天的に恐怖と不安を克服することができます。となれば、階段の近くで恐怖を感じることは、むしろ自然界では普通の状態であって、それを感じない「健康な人」のほうが、生物学的には非標準な状態にあるとも言えそうです。

認知症の老人が見ているもの

中村　高齢者はけっこうな割合で幻覚を見ているようですね。

池谷　はい、とくに病気というわけでなく、健康な方でも自然に見えていることがあります。ただ、当人も取り立てて、幻覚が見えたからといって騒いだりしない。あるいは騒がないことを学習しているようです。

中村　周囲に話したら、ついにボケたかと勘違いされるよね。

池谷　その通り。だから幻視と普段から自然な形でお付き合いしている高齢者の割合は、正確な統計値としては出てきませんが、おそらく相当な数がいると考えられています。

中村　赤ちゃんや幼児は現実と夢の区別がうまくつかないが、物心がつくと幻覚を見なくなる。年を取ると再び幻覚が増えてくるということは、加齢に伴って脳が赤ちゃん返りしちゃうわけですか。

池谷　経年によって、これまではセーブしていたタガが外れ、脳の神経細胞の自発活動が、表に現れて出てくると考えればよいでしょうか。実際、高齢になるにしたがって脳内部の活動レベルは高くなっていくのですよ[7]。多くの皆さんは、脳は老化すれば活動が衰えると信じていると思いますので、これは意外な事実ですよね。どうやら加齢に伴って抑制のタガが外れることで、脳回路の興奮性が高まるようなのです[8]。こうした活動の高まりが幻覚をトリガーしている可能性があります。

　私たちだって幻覚のようなものはありますよね。たとえば、携帯電話がブルブル震えているように錯覚することはありませんか。

中村　あるある。カバンに入れているスマホのバイブ機能が作動しているように錯覚したり、ＬＩＮＥやメッセンジャーの着信音を空耳したりします。

池谷　これはファントム・バイブレーションと言って、携帯電話が着信していないのに振動しているように錯覚するのです[9]。それだって幻覚と同じようなものです。だって携帯電話は震えていないのに、たしかにブルブル震えているような「触覚」を感じるわけですからね。

中村　霊が見える人の脳内でも、ファントム・バイブレーションと似たことが起きているのかもしれませんね。

池谷　人は誰でも夜は認識のタガが外れてますね。夢です。つまり幻覚にどっぷりと浸《つ》かっているわけですが、昼間はそんなことはありません。起きているときに幻覚が現れて、それが現実と区別がつかなければ、ときに生活に支障をきたします。病院ではそれを精神疾患と呼び、場所が変われば、もしかしたら超能力や霊能力、あるいは教祖などと呼ぶわけです。

中村　人間って変わったことや不思議なことが起きたとき、ちゃんと説明がつかないと気持ちが悪い。「霊です」とか言い切っちゃったほうがスッキリするのかも。

池谷　そうそう、そこなんですよ。脳はストーリーテラー。説明したがり。だからでしょうか。人間はみんなストーリーが大好きなのです。どんな荒唐無《こうとうむ》稽《けい》な物語や屁理《へり》屈《くつ》であれ、ないよりあったほうがよいのです。

中村　なぜ私がスティッフパーソン症候群なんていう珍しい難病に突然かかってしま

ったのか。原因も治療法もよくわからないと言われると、気持ち悪くて理由を探してしまいます。そこに「なるほど」と思える物語が用意されていれば、スピリチュアルなり宗教なりに飛びついちゃうのでしょうね。私の場合そういうものには飛びつけませんけど。

池谷　何かわからないものに自分が支配されているという状況は不安ですし、不快です。ほとんど拷問《ごうもん》に近いものがあります。病名が判明するだけでも、たとえ治療法がなくても、ほっとすることは珍しくありません。

中村　霊が見える人って、自分の人生の中で説明がつかないことの理由を探しているのかもしれません。知り合いで「亡《な》くなったお姉さんが死後一週間くらい家にいた」と言う人がいるのです。「お姉さんは昔から妹である私にいろいろなものを取られ、私に嫉妬《しっと》していた。だから私のことをすごく恨んでいる。その思いがすごい勢いで流れてくるのがよくわかった」。こういう物語でもなければ、お姉さんの死を解釈できない。そんなとき、ちょっとした光と影の加減によって、脳の自発活動がお姉さんの幻影を見せるのかもしれませんね。

　ちなみにその人は、渋谷のホテルで高校の制服を着たギャルの幽霊を見たとも言うんですよ。誰かに暴行されて死んだ女子高生が泣きながら出てきたんですが、「自分はこんな死に方をしたから悔しい」とか「悲しい」とか言うわけではないそうです。「こんなボロボロの格好じゃ渋谷を歩けない」と言って泣いている。ギャルが言いそうな、妙にリアルなセリフだなと思って、おかしくなっちゃいました。

池谷　気にするポイントはそこですか（笑）。その方のように、たとえそうした妄想や幻視があったとしても、日常生活に大きな支障がなければ、それは病気とは見做《みな》されません。「幽霊を見る」と言う人がいても、それ自体は社会不適応では決してない。

中村　「ちょっと変わった人だな」くらいで済む。

池谷　幻覚について思うのです。究極的な思考実験の仮定ですが、たとえばもし無人島に自分一人しかいなければ、現実と夢を区別する必要性はなくなるのではないでしょうか。仮に現実と夢がゴチャゴチャに混同してしまったところで、他者との交流がなければ、さしあたり差し支えないわけです。

中村　確かにそうだ。

池谷　もちろん自分一人だけであっても、栄養を摂取しなければいけない、睡眠を取らねばならないなどの、生物学的な要請は変わりません。でも、この世界に一人しかいなかったら、「他人と経験を共有する」「他人に共感する」「知識を伝授し合う」という必要がなくなってしまう。すると、万年ゲシュタルト崩壊という状態に陥ってしまうのではないでしょうか。現実が現実味を帯びなくなるといいますか。

中村　世界と自分との関わりも時間感覚もなくなって、世界が急に遠い存在になってしまう。自分だけ離れたところから世界を眺めているような感じになって、生きている実感がなくなりそうです。

池谷　この感覚は、うつ病や、もしくは自閉スペクトラム症などの発達障害で見られる症状と似ていますね。ネズミも生まれてから一匹だけで個別ケージで育てると、うつ様の症状や[10]、攻撃的な行動や[11]、自閉スペクトラム症に似た行動が見られるようになります[12]。

ましてや私たちはネズミではなく、ヒトです。人間は基本的に社会性を重視する生き物ですし、人と交わることに適した脳の発達をしてきています。ですから無人島とはいわず、もっと身近な例としても、たとえば家族全員が旅立って一人になった独居老人や、ネット依存で自室にひきこもる若者には、脳の本来の使用法の観点からすれば、おかしなことが起こりうると思います。

中村　人は誰しも勘違いや記憶の歪《ゆが》みがあるし、幻覚だって見る。それを補正する作業が、脳の「社会化」ですよね。

池谷　まさに。社会交流は脳の矯正です。トゲのない上品な言葉で言い換えれば、コミュニケーションは脳の成長を促します。

中村　社会ときちんと関わってさえいられれば、たまに幽霊くらい見たってどうってことはないんだ。

トラウマは消せるのか

中村　恐怖って、生物にとってすごく大事な感情だと思うんです。あらかじめ危険を察知して、危なそうな場所にはなるべく近づかない。本能的に「高いところや急斜面は怖い」と感じることは自然な反応でしょ。ただ私の場合、なぜ急に階段が怖くなっちゃったのか。病気のせいで自由に歩けなくなってしまったので、「うまく歩けない↓転ぶ↓転落する」という恐怖が頭の中で増幅しているのだと思います。階段にトラウマなんてありませんしね。

池谷　もしかすると、うさぎさんが忘れているだけで、物心つく前に階段を転げ落ちた経験があるのでしょうか。記憶には残っていない小さいころの経験が、大人になってから影響を及ぼすことは確かにあるのです。

中村　小さいころ階段があるような大きな家には住んでいなかったし、乳母車なんて立派なものにも乗っていません。私は昔ながらの「おんぶひも」で育ちました。

池谷　うさぎさんご自身にそういう経験がまったくないのだとすれば、他人の経験に深く共感して自分のものにしているという可能性も含めて考えてみる必要もありそうですね。誰かから痛い思いをした話を聞いたり、テレビで事故のニュースを見れば、怖くなるものです。「見通しの悪い交差点は飛び出してはいけない」とか「夏の川は危ない」とか「柵《さく》のない崖《がけ》には近寄ってはいけない」など見聞した情報が、疑似体験としてどんどん自分の中に蓄積され、ときにそれが恐怖にも変わりうるのです。うさぎさんは想像力や共感力が強いために、階段の前に来ると自分自身では経験したことがなくても疑似体験から強い恐怖感を覚えるようになったのかもしれません。

中村　私のように「階段が怖い」と感じたり高所恐怖症に苦しむ人が、恐怖を克服する方法はあるんですか。

池谷　現時点の医療技術ではなかなか難しいのですが、わりと最近、虫に対する恐怖を消すことができるという実験結果が発表されました。[13] トラウマを治すやり方も極めて真っ当です。

記憶には、

① 覚え込むこと（獲得）
② 脳内で保ち続けること（固定化）
③ 思い出すこと（再生）
④ 思い出した際に脳内に再度定着させること（再固定化）

の四つの段階があります。以前は、記憶には①②③の三段階だけしかないと考えられていましたが、今ではもう一段階の④があることがわかっています。[14]

④というプロセスは意外に感じるかもしれませんが、私たちが過去の記憶を思い出す瞬間、記憶の状態は一旦《いったん》不安定になるのです。[15]コンピュータでしたらメモリを呼びだしても、メモリ自体の安定性には影響しません。ところが脳は思い出したときに記憶が不安定になるのです。だからきちんと再収納しないと薄れたり書き換わったりしてしまいます。

これは「成長」と関係があると考えられます。新しい情報や状況に出会った時、脳は既に持っている情報や知識に絡《から》めて解釈し、より有益な知識や価値観を生み出してゆきます。成長するためには、記憶をガチガチに固定してはだめで、柔軟に変形して、上手に順応してゆく必要があります。

中村　まるで脳内情報のスクラップ・アンド・ビルド。

池谷[16]　その通り。これを実現するために、脳は④再固定化のプロセスを必要としたのでしょう。

逆に、無理なタイミングで不用意に思い出すと、記憶の再固定に失敗し、その後、忘れてしまったり、記憶内容が不正確に書き換えられてしまったりします。学校の勉強を思い返してみると、試験直前の休憩時間にあわてて復習したら肝心の試験中に中身をかえって思い出せなかったりすることがありますよね。

中村　直前まで勉強して覚えていたはずなのに、④に失敗するせいで①②③が丸ごとすっ飛んじゃう。

池谷　④再固定化というプロセスを勉強で行うときには、「もう一回きちんと覚え直す」というくらいの意気込みで臨まなくてはなりません。逆に、この脆弱《ぜいじゃく》な記憶メカニズムを利用すれば、トラウマを消すことができる可能性があります。それが先の実験です。

クモが大嫌いな人は、クモの写真をチラッと見ただけでもゾッとして叫び声を上げてしまいます。一種の恐怖症です。そういう人に、あえてクモのことを連続的に思い出してもらうのです。何秒に一回という頻度でクモの姿を連続して頭の中で想像すると、④記憶の再固定がうまくいかなくなります。まるで拷問にも似たショック療法ですが、この荒療治で、確かに嫌な記憶を潰《つぶ》せるのです。クモを見てもあまり怖くなくなり、中には自分から近寄っていく人まで現れました。クモが大好きになるというところまで改修されるわけではありませんでしたが、近くにいても気にならない程度には、恐怖心を消すことができました。

中村　でも、その実験台になるのはイヤだなあ。階段の恐怖を克服するためのクスリはできないものですか。

池谷　まったくできないわけでもないようですよ。たとえば「β《ベータ》ブロッカー」というクスリを飲むと、記憶の再固定をブロックできるという報告もあります[17、18]。このクスリは本来は高血圧や不整脈の治療のために臨床で用いられてきたものですが、最近の研究では、作用点が脳の恐怖回路にもあることがわかり、実際に恐怖を弱めることができることがわかったのです。うさぎさんの階段への恐怖心も、このクスリを飲みながら階段の様子を断続的に思い出せば、和らぐのかもしれません。実際、海外ではすでに、このクスリをＰＴＳＤの治療に使おうという話もあります。

中村　戦争や9・11テロの恐怖に苦しむ人が「βブロッカー」を飲み、つらい記憶を何度も何度も思い出す。でもこれって本人にとっては地獄ですよね。

池谷　つらい記憶を忘れようとしている状態であえて思い出すわけですから、治療の最初の段階はつらいでしょうね。もちろん記憶想起療法は自己流でやってはいけません。専門医が監修し、実験的にきちんとコントロールされた状況下で進める必要があります。しかし、うまく活用すれば、高所恐怖症や閉所恐怖症はもちろん、薬物依存症なども治すことができるかもしれないと期待されているのです[19]。もっと身近な、たとえば算数嫌いとか、人前に出るのが嫌いとか、上司が苦手とかの、いわゆる苦手意識の克服にも効果があるかもしれませんね。

　いずれにせよ、研究はまだ始まったばかりです。恐怖やトラウマの再固定を人為的に失敗させて、嫌な記憶が再現できないようにする。そんな試みが可能になる日が、近い将来やってくるかもしれません。また、脳活動を記録することで、トラウマ記憶を想起させないまま、無意識のうちに特定の記憶を消去する試みも一部では始まっています[20]。

フリーズするネズミ

池谷　ネズミにビリビリッと電気ショックをかけると怖がります。フリーズして固まってしまうのです。この効果は強烈で、次にまた同じ場所に近寄ったとき、もう電気ショックを与えずとも、やはりフリーズしてしまいます。[21] 嫌な場所を覚えているんですね。ところで、恐怖を感じるネズミが固縮するのはなぜだと思いますか。

中村　なんでだろう。

池谷　見つからないようにです。天敵、たとえばネコが近づいてきたときに焦《あせ》って走り回ると見つかってしまうかもしれませんが、固縮していれば、姿をくらませられますよね。

中村　動いたらなおさらネコに気づかれちゃう。ネコが自分に気がつかず、通り過ぎるように振る舞ったほうがいいわけだ。

池谷　そうです。恐怖を感じたネズミがフリーズするときには、文字通り体温も下がります。気配を消し、危険をやり過ごすことがフリーズすることの意図。恐怖を感じるとフリーズするように、自然に脳内プログラムされているのです。

　おもしろいのはここからです。動物たちは他者に共感する能力を持っています。[22] たとえば、ネズミが恐怖に慄《おのの》いて固縮していると、その様子を見た別のネズミも固縮するんですよ。[23]

中村　共感するのは、ヒトだけじゃないんだ。

池谷　そうなのです。実は、共感はとても原始的な行動原理なのです。たとえばネズミは、集団で暮らすことが多いのですが、仮に集団の中の一匹が、ネコに気づいてフリーズしたとき、まわりのネズミが何をすべきかという点が肝心なのです。「君は何をしてるのさ」と無視して、普段どおりに動き回っていたら、集団もろともネコに襲われてしまうかもしれません。状況がよくわからなくても、とりあえずまわりのネズミも真似《まね》してフリーズしておいたほうがいい。そうすれば、ネコはネズミの集団に気づかず通り過ぎる確率が高まります。「共感」は原始的な生存戦略なのです。

中村　ハトが一羽驚いて飛び立ったら、みんなが一斉にワッ！　と飛び立つ。あれも一羽のハトの行動に、集団全体が共感しているわけですね。

池谷　同調驚愕《どうちょうきょうがく》と言います。ある意味では共感かもしれませんが、もっと単純な反射として捉《とら》えるべきかもしれません。「危ない」と恐怖を感じたハトが一気にパーンと飛び立つと、それに驚いてドミノ倒しのように一斉に飛び立ってしまう。驚愕や恐怖の自動的な瞬時連鎖ですね。

中村　雑踏の中で突然「ワッ！」と大きな声を出す人がいたら、近くにいる人も反射的に身構えちゃいますよね。でも、私が面白いと思うのは、こういうリアルな「共感」とは別に、人間はフィクションの話にも共感してもらい泣きするじゃないですか。

ウソの作り話だとわかっているはずなのに、映画やドラマのストーリーに感情移入してしまう。これってすごいことですよね。

池谷　そうですよね。現実でないことにも泣ける。人間ならではです。

ところで「共感」と「同情」の違いはわかりますか。「共感」は単に相手と同じ感情になる、あるいは同じ行動をとることを言います。でも、「同情」はもう一歩先に進んだ感情です。かわいそうな相手の気持ちを想像し、なんとかして助けてあげたいと思うことです。「共感」はかなり多くの動物に見られますが、「同情」は特に人間に特徴的です。

中村　動物は同情しないんだ。

池谷　ネズミも他者を救うという同情的行動を示しますが[22]、同情はなんといっても人間に強く現れる特徴でしょう。

さて、共感するときには、ＡＣＣ（anterior cingulate cortex ＝前帯状皮質《ぜんたいじょうひしつ》）という脳部位が活性化します[24,25]。「うわっ、あの人痛そうだな」と思ったときに活動するＡＣＣの神経は、自分が痛がっているときにも活動します。

中村　「痛そう」と私が思っているときには、他人の痛みを自分の脳内で追体験しているんですね。

池谷　そのとおりです。ヒトのＡＣＣを電気刺激すると何が起こるかという実験があります。[26]ＡＣＣは苦痛を感じるときに活性化する場所です。そこを刺激すると、たしかに苦しい状況がリアルにイメージされるのだそうです。たとえば、ある人は「高速道路を運転していたらハリケーンがやってきて、目の前が見えないほどの豪雨に巻きこまれてしまった」というシーンがイメージに現れたそうです。ＡＣＣを刺激すると「もう駄目だ。このままでは死んでしまう」という苦痛をリアルに味わうことになる。そこまでは納得できます。

ところが面白いのは、これが単純にネガティブな感情ではなかったこと。絶体絶命の状況なのにむしろ姿勢はポジティブでした。「この苦難を何としてでも乗り越えよう」「この豪雨の中を絶対に目的地までたどり着くのだ」と前向きに感じるらしいのです。

中村　それって人間ならではの高度な判断ですよね。

池谷　まさに。苦しい状況に置かれながら、脳は「耐えて打ち勝ってやる」と判断する。同じＡＣＣの活性化でも、ヒトの場合は、単なる「苦痛」ではなく、そこからの「克服」へと一歩進んでいます。これは「共感」から「同情」への進化とも関係があると思うのです。

中村　あ、そうか。他人の痛みを想像して一緒に顔をしかめるだけならば「共感」だけど、それを克服しよう、つまり、苦しんでいる他人を救ってやろうと考えたら、それは「同情」になる。

池谷　そうなのです。ヒトはＡＣＣの活用法がほかの動物よりも一歩進んでいる。苦痛を、単に我慢する対象としてでなく、工夫によって取り消すことができるものとして捉える。

私たちの研究室でもＡＣＣの活動を調べています[27]。その過程で、面白いことがわかってきました。オキシトシンというホルモンは、他者の気持ちへの共感を強めるのですが[28,29]、それはＡＣＣの活動を調整して、自分の痛みと他者の痛みの活動の一致率を高めることによるのです。これの何が面白いかといいますと、オキシトシンと似た作用の物質が、私たちの身近にあるからです。何かわかりますか。それは、お酒。つまりアルコールです。

中村　お酒を一緒に飲んだら意気投合するとか、女の人を口説きやすくなるのはホントだったんだ。

池谷　アルコールはオキシトシンとよく似た作用をもっていて、ＡＣＣの余計なノイズ活動を抑えて、共感力の神経活動の純度を高めるのです。ネズミでも、お酒を飲ませると、他のネズミの行動を見たときの共感が強まります[30]。うさぎさんのおっしゃるように、ヒトでも酒の席から恋が始まったり、新入社員や上司との距離が縮まったりする効果はたしかにあります。

人類はお酒を、ソーシャル・ボンディング（社会的結合）を強める身近なツールとして伝統的に使ってきました。これは脳科学の観点から見ても理由があったのです。

中村　おじさんが「飲みニケーションを高める」と言っているけど、あれはまんざら間違ってもいないんだ。

池谷　ええ。ただその一方で、オキシトシンの働きには二面性がありまして、仲間意識を高めて互いの距離を縮めると同時に、仲間以外の者にはむしろ排他的になり、攻撃的になる傾向も生み出します[31]。もともとオキシトシンは親が我が子を守るために備わったホルモンです。子どもに絶対的な愛情を注ぎつつ、身内以外の誰かが近づいてきたときには警戒心を強め、これを攻撃する。

中村　子育て中の動物に近づくのは怖いよね。ネコにしてもカラスにしても、子が生まれると子どもを守ろうとしてシャーッとか怒る。

池谷　自分が守るべき対象には無条件に愛情を注ぎながら、他者に対しては徹底的に排除しようとします。お酒を飲んでいるときも似ていますよね。

中村　一緒にいる人とは乾杯したり、握手したりするのに、その場にいない上司や仲間の悪口や愚痴はどんどん出てきて、悪口を肴《さかな》に杯を重ねる。

池谷　それです。お酒はオキシトシンに似て、近い存在への愛着を強めると同時に、少しでも遠い存在に対しては嫌悪《けんお》感《かん》を強めます。人間関係のコントラストを強調するのがアルコールやオキシトシンの作用ですね。

中村　お酒もオキシトシンもほどほどに抑えておかないと、人間関係を壊すことになるんだな。

夢と現実の境界線

中村　最近、仕事で霊能者に会ったんですよ。私自身は霊の存在なんて全然信じていませんけど、その人がウソをついているとも思えないんです。「信じてもらえないと思いますけど、私には本当に見えちゃうんです」と確信をもって断言していて、全然インチキくさくない。

池谷　それほど本気ならば、演技ではなく、その人には本当に「見えている」のかもしれませんね。そういう話を聞くと、「現実」って何だろうと思います。

たとえば側頭葉と頭頂葉の境目にＴＰＪ（Temporo-parietal junction＝側頭頭頂接合部）という場所があります。ここの右脳側を刺激すると、手を動かしたくなります。刺激の強度を上げると「動かしたくなる」ではなく、「動いた」と言うんですよ。[32] ただし筋電図を測っても、手そのものはまったく動いていません。

中村　手を動かしたと思ったのは錯覚なのに、本人は「絶対に動いた」と確信しているんだ！

池谷　現実とは一致していないのに、あたかも現実であるかのような確信を生む脳の回路があるのです。私の研究室の男子学生が「電車の中で女性と少し目が合っただけで、あの人は絶対オレのことが好きだなと感じる」と言っていました。そこまでは私もまったく理解できないわけではありませんが、なんと別の学生は、「オレは目が合わなくても自分のことを好きだろうと感じる。オレのことを好きだから恥ずかしくて目を合わせられないのだろう。可愛《かわい》いやつだと」と言う（笑）。女性が存在するだけで、ないはずの恋愛ビームをリアルに感じるようです。

中村　ははは。アイドルのコンサートで「××ちゃんと目が合った」なんて喜んでる人いるー。あまり行き過ぎると、妄想が昂《こう》じてストーカーになっちゃうけど。手元にないものを「ある」と確信したり、記憶を勝手に書き換えて、間違った記憶を正しいと信じこんでしまう。

池谷　そういう勘違いの経験を積み重ねていくことで、その人なりの思考パターンや個性が育《はぐく》まれるという言い方もできますが、逆にそういうものだと考えると、いま自分が考えたり感じたりしていることに、だんだん自信が持てなくなってきます。

先日、三歳になる私の娘が「お父さん、夢を見たよ」と初めて言ってきたんですよ。夢は以前から見ていたとは思います。添い寝しているとよく寝言を言いますからね。でも最近ようやく娘は「あれは夢だったのか」と理解できるようになった。逆に言えば、それまでは夢と現実の区別がついていなかったのだと思います。

中村　一歳や二歳のころは、夢の世界で起きているおかしな妄想や幻覚みたいなものが、現実と混在していたのね。

池谷　そうだと思います。ただ、よく考えると、これはとても不思議なことです。私たちは現実と夢の区別をどうやってつけているのでしょう。「この世界こそが現実だ」とどうやって証明すればいいのか。先ほどの霊能者が見ているものは幻視だと、どうして言い切れるのでしょう。

中村　私もそれはしょっちゅう思います。

池谷　レオナルド・ディカプリオが扮《ふん》する主人公が他人の夢に入り込み、企業秘密を盗み出す『インセプション』という映画があります。それからやはり他人の夢に入り込む『パプリカ』という筒井康隆さんの小説があります。どちらの場合も、物語で描かれる夢はもう一つの現実そのものですし、実際、物語に没頭していると、どこまでが夢なのか、夢と現実のどちらがリアルなのか混乱してきます。これと同じで、もしかすると私たちが夢だと思っていることが現実であって、夢と現実はアベコベだと仮定しても、さしあたり支障がないのです。

中村　私が見る夢はすごくリアルです。しかもどんなに途方もないことが起きても、夢の中にいる私はごく自然に現実として受け入れます。ドアを開けたらイタリアの街だったとしても「ああ、ここはイタリアなんだ」と違和感なく受け入れてしまう。

池谷　まさにそこなのです。夢の中では「そんなわけないだろう」とツッコミを入れる自分がいないんですよね。夢と現実は、本当に差がない。娘が「夢を見た」と言ってきたときに、「なに？　君が今私に伝えたことが本当に夢なのかを、どうしたら証明できるのかね」と問いただしそうになりましたが、相手は幼児なのでやめておきました（笑）。娘が見た夢には実在する友だちが出てきて、一緒に遊んだそうなんですよ。とんでもなく日常的。だから現実に起きた出来事であってもおかしくない。そこで、妻に「昨日娘は××ちゃんと遊んだの？」と訊《き》いてみたらそんなことはありませんでした。たしかに娘が見たものは、ストーリーテラーである脳が勝手に描いた夢だったようです。つまるところ、他者との「情報共有性」の有無が、夢と現実を区別できる一つの根拠ですね。

中村　夢は自分ひとりの閉じた経験だから、他人とは共有できないし、事実関係も確認できない。

池谷　先ほど、無人島を例にして思考実験しましたが、やはりヒトに社会性があるからこそ、夢と現実が区別できる。夢が夢として意味を持つのは自分以外の他人が世間にいるからです。逆説的な言い方になりますが、夢とは社会的な現象です。

見えているのはたった三パーセント

池谷　光が目に入ってくると目のレンズで屈折し、眼底のスクリーンに光を投影します。しかし私たちは光そのものを見ているわけではありません。

中村　えっ……？　だとすると何を見ているんですか。

池谷　網膜は光の信号を「0」と「1」みたいなデジタル信号に変換して、ピピピッ、ピピッピッピピピピッとモールス信号として、視神経を通じて大脳皮質に送っています。

私たちは大脳皮質を通して世界をリアルに見ているのですが、そこには光そのものが届いていないのです。デジタル化された電気パルスが入ってくるだけです。もっと噛《か》み砕いて言うと、人間は光を見ているのではなく、単なる電気パルスを「見え」として解釈しているのです。

中村　「解釈」は人によって違ってきますよね。

池谷　私が見ているように、他の人にも見えているかはわからない。むしろ違うと考えておいた方が妥当かもしれない。だとすれば、目に見えているものは、すべて幻視だとも言えます。だって、それは脳内のピピピッというモールス信号でしかありませんから。

中村　霊能者が「うさぎさんの横に霊がいますよ」と言ったとしますよね。私には霊は見えないのに、彼女には見える。彼女の網膜を調べてみれば、おそらく網膜は反応していないと思います。

池谷　でしょうね。でも脳の神経は反応している。

中村　霊能者の脳は「幽霊がいる」と「解釈」している。

池谷　その通り。じつは、目から入ってくる情報は、視覚情報の全体からみればごく一部です。大脳皮質の中でもっとも目に近い領域は「第一次視覚野」ですが、これですら、入ってくるすべての入力情報のうち、目から直接入ってくる視覚情報はわずか三パーセント以下でしかありません。

中村　ええっ！　視覚野の九七パーセント以上は、目で見ているものとは関係ない情報を処理しているんですか。

池谷　網膜の情報でなく、脳の内部で勝手に生み出された情報を処理しているんですよ。網膜から上がってきた情報だけでは、詳細が不足していて、「見え」ないのです。だから、これまでの経験などに基づいて、脳の内側から情報を補完することで、ようやく「見え」が成立します。

中村　そっか、網膜って百万画素しかないんですよね。

池谷　ですから「見える」とはいったい何なのか、実はきちんと説明をするのは難しいのです。「見る」とは、どちらかといえば「信じる」に近い行為です。実際、脳の中を覗《のぞ》き込んでも、私たちの「見え」のうち、どこまでが網膜情報に準拠していて、どこまでが脳の思い込みによって構築された虚構かを区別することはできません。

中村　そのすべてが本人にとっての「リアル」。

池谷　だから霊能者が「見えた」と本気で言っていることが、インチキだとかイカサマだとは、必ずしも言えないのです。どんな幻視であろうと、当人の脳の活動である以上、たしかにリアルに見えているわけですから。

中村　となると、ますます何が実在する視覚情報なのかわからなくなってくるなあ……。

池谷　たとえば「これはフォークだ」と反応する神経細胞は、フォークを見たときだけ反応するわけではありません。普段から忙しく活動しています。外から情報が入ってきたからといって、脳の神経細胞の活動レベルやパターンには差はありません。[33]つまり、網膜の情報とは無関係に、いつも「今はフォークの活動をしよう」「次はナイフの活動だ」「続いてステーキの活動をしよう」「次はコップの活動だ」というように、脳内のレパートリーをひたすら無作為に歌い続けているのです。そして、目から「フォークを見た」という網膜の情報が入ってくると、脳の神経細胞がたくさんもっているレパートリーの中から「フォーク」という活動にガシッと固定される。それが私たちにとって「見える」ということのようです。

中村　それってものすごく無駄な活動に思えますけど。

池谷　そこが脳の不思議なところです。そうした外界情報とは無関係な脳の内部活動に、脳の全エネルギーのなんと九〇パーセント以上が消費されています。[34]いや、そうした無駄は生命全般にみられます。たとえば、免疫《めんえき》細胞や精子や、卵子だって、実際に使われるのはごく一部です。

中村 フォークがないところでも脳が「フォーク〜♪ フォーク〜♪」とレパートリーを歌いながら活動している。するとフォークなんて目の前にないのに、ついフォークが見えた気になってしまうこともありえますか？

池谷 さすがですね。それこそが重要なポイントなのです。「フォーク」を担当する神経細胞の自発活動は、普段は内観としてのフォークとは無関係です。でも、うっかり意識に上がってしまったら、それは、まさに「幻視」です。外にはフォークがないのに、フォークが見えるわけですから。

中村 幻視や幻聴があまりにもしょっちゅう意識に上がってきたら、社会生活はまともに成り立ちませんよね。その人は精神病と診断されてしまう。多くの人の脳は、おかしな映像が「見えた」と錯覚しないように情報をセーブしているのですね。

池谷 そのはずです。ただ、余計な情報が意識に上がってこないようにセーブするメカニズムは、いったい何なのか。そもそもセーブする意味とは何なのか。ここは現時点の脳科学では解明されていません。もし意識に上がるブレーキがなかったら、誰でも常に幻覚が見えることでしょう。そうなれば、もはや幻覚は精神疾患の症状とは言えなくなります。「幻覚」という言葉すら無効です。だって幻覚が日常の一環となれば、もう「幻」ではありません。でも、なぜか脳の自発活動は、わざわざ意識に上がらないようなしくみが脳に備わっている。

中村　もしかすると赤ちゃんの頭の中では、大人とは全然違った映像が見えているかもしれませんね。赤ちゃんって誰もいない方向を見て、突然「バーッ！」と声を上げて笑ったりします。子どもの頭の中はたくさんの情報がうまく整理されてなくて、実は見ているものは幻覚だらけなのかもしれません。

池谷　その可能性は高いです。まだ生まれてからの視覚経験に乏しいので、そもそも幻覚という概念が成立していない可能性もあります。成長するにつれて「こういう脳内の自発活動は意識に上げちゃいけないんだな」と学習し、子どもは次第におかしな幻覚を見なくなる。この可能性は大いにありえると思います。

統合失調症と夢物語

中村　知り合いの精神科医に「なんで統合失調症の人は外から自分の考えが聞こえるの？」と尋ねたら、「自己モニタリング機能が壊れているせいだ」と言うのです。今私は、自分がしゃべっている言葉と池谷先生の声は、別人の言葉だと認識していますよね。統合失調症の人は自己モニタリング機能が壊れているせいで、自分の考えが他人の言葉として聞こえてくるのだそうです。

池谷　ええ、それこそが、ある意味で、夢を見ている状態ということでもあります。夢はすべて自分の脳が生み出しているものです。なのに夢の中では自分以外の登場人物がペラペラとしゃべっているシーンを見ませんか。

中村　そう言われてみればその通りだ。夢の中で誰かと話してる状態は、統合失調症の人の幻聴と似ているのか……。

池谷　夢を見ているときは、自己をモニタリングして正常性を監視するシステムが機能低下しています。夢の登場人物は、実は、ほとんど他人ですよね。夢の中で自分の姿が見えることは、あまりないはずです。でも、その他人は、本当は自分が生み出したもの。他人の発言さえ、本当は自分の脳の発言なのです。

中村　自己モニタリング機能は脳のどこがつかさどっているんですか。

池谷　いろいろな説があるのですが[35-37]、まだ正確にはわかっていません。「前頭葉です」と言っちゃうのが一番簡単ですが、もしかしたら頭頂葉かもしれません。最近の脳科学の研究では「人間の主体は前頭葉ではなく頭頂葉にあるのではないか」と言う人も増えています。高度な社会性や価値判断や意思決定に関しては確かに前頭葉に神経回路が集積しているようですが、[38-40]もっと根源的な「私は私であって、他人とは違う独自の存在である」という実感、あるいは私の身体は自分の所有物であるという自己感は、もしかすると頭頂葉がつかさどっているのかもしれません。[41,42]

中村　「これは私の考えであり私の声だ」「あれは他人の声である」というふうに、脳がどうやって区別しているのだろう。

池谷　神経科学の世界でも、いくつかの仮説が並行していて、まだきちんと説明がついていません。現状では、自他を区別することを「経験を通じて学んできた」としか言いようがないですね。

中村　池谷先生は小さなお子さんを育てていますよね。私には子どもがいないからわからないんですけど、子どもはどの段階から自分と他者の区別がつくと思いますか。

池谷　自分が他人と違うことは、一歳の段階でわかっていると思います。鏡に映った自分を認識できるのは一歳半くらいです。[43]ただ、もしかすると意外と生後三カ月にして自他をわかっているのかもしれませんけど、赤ちゃんは言語表現をしませんから確定することができません。生まれたときから饒舌《じょうぜつ》な赤ちゃんが一人いてくれたら、脳研究にメチャクチャ貢献してくれるんですけどね（笑）

中村　「前世の記憶をもって生まれてきた」という小さい子がたまにいるじゃないで

すか。生まれつき誰かの霊が入りこんでいるっていう。

池谷　あとから刷りこまれた後知恵のバイアスだと、私は考えています。

中村　「私の前世はピアニストだった。今まで弾けなかったピアノが突然弾けるようになった」「突然違う言葉をしゃべり始めた」なんて事例もありますよ。

池谷　大人の場合は、多重人格（解離性同一性障害）の一部に、そういう妄想を言う人はいますよね。幼児の多重性はどうでしょうか。ちなみに、お母さんのおなかの中にいるころの記憶があるという話は、どうも本当のようです[44]。幼児たちに、生まれる前、あるいは生まれた時の記憶はあるかと尋ねると、「覚えている」と言うケースがあるみたいなのですよ[45]。

実際に私も以前、ある保育園に通っていた三歳の子どもに尋ねてみたことがあります。するとその子は「生まれてきたとき、お母さんのおなかの上が真っ赤だった」と答えました。お母さんは我が子に「そんな生々しい話をしたことは一回もない」と驚いていました。胎児や新生児のころの記憶がある子は一定数いるようですが、多くの場合、就学前までには忘れてしまいます[46]。

中村　「これは覚えておこう」「これは忘れてしまおう」という選択は、どういう基準でなされているのでしょうね。生まれてきたときの痛かったり苦しかったりの記憶なんて、なるべく早く消去して忘れてしまいたい。でも生まれてきたときの情景って、人間にとってけっこう大事な気もします。脳はどうやって記憶を取捨選択しているのでしょう。

池谷　ホント不思議ですよね。たとえば私たち大人だって、日常の出来事や会話でも、覚えていることと覚えていないことがあります。その取捨選択を脳がどうやっているのかは、実のところ、よくわかりません。

中村　くだらないどうでもいいことを鮮明に覚えているのに、大事なことをスッポリ忘れてしまう。なんなんでしょうかね、脳のこの杜《ず》撰《さん》な選択は（笑）

忘れるのは夫の顔から

池谷　幼児期健忘と言って、生後数年の幼少時の記憶は、基本的にほぼ忘れてしまいます。[47]幼いころに覚えた言葉や歌は、大人になっても案外と覚えていますが、旅行に行ったなどのエピソードはゴッソリ忘れているのではないでしょうか。

中村　小さいころのエピソードは親があとで話してくれますし、自分の記憶と家族の記憶が入れ替わっていることもよくあるんでしょうね。

池谷　そうなんです。覚えたとしても、大半はあとから記憶が上書きされたり歪んだりしますが、最近の研究によれば、エピソードの記憶は生後六カ月でも認められるようです。

中村　そんなに小さな赤ちゃんも、身の回りで起きたことを覚えているものですか。

池谷　たとえば、泣いても親が相手をしてくれず放置されたなどの記憶は残るようです。[48]また一歳半の幼児になれば、一回かぎりの特定のエピソードも覚えていられます。たとえば、映画の登場人物が画面の右側か左側かのドアから出て来るシーンを一回だけ見せます。次の日に同じ映像をもう一度見せると、「この人は次にこっちから出てくるぞ」と予期して、赤ちゃんが視線をそちらの方向にあらかじめ向けているんですよ。[49]

中村　胎児のころの記憶や、生まれてすぐ起きたことをしばらく覚えていても、なぜか全部忘れてしまう。

池谷　幼いころは、それまでの自分の経験を思い出せるのですが、不思議なことに四～六歳あたりで、まるで脳が別モノに切り替わるかのように、それまでの記憶が消えてなくなります。[50]あたかも急に第二の人生を始めて、新たな経験値を累積《るいせき》し始めるような感じです。赤ちゃんのころにおばあちゃんに会って顔を認識していても、ある時点で、記憶が切り替わり「おばあちゃんってこんな人だったっけ」と首を傾《かし》げる瞬間が子どもにはあるようです。

中村　老人の認知症と似ていませんか。

池谷　そうかもしれません。その瞬間、記憶も人格も変わっちゃうのでしょうね。

中村　うちの両親は一緒に暮らしているんですけど、母が近所のおばさんの家に行って「ウチに知らない男の人が住んでいる」と真面目《まじめ》な顔で言うそうです。おばさんは否定していいものかどうかわからず「そうなんだ。で、どうするの？」と訊いたら「でもね、別に怖い人じゃないし、おとなしくて優しい人だから、まあいいんだけど」と言ったそうです。

自分の夫を見て「知らない男がいる」と思っているのに、その後、家に帰ってきた夫に向かって普通に「あなた」と呼んでいたりする。記憶のスイッチがついたり消えたりしているようです。さっきご飯を食べたことを忘れたとか、冷蔵庫に何が入っているのか忘れたとか、もっと些《さ》末《まつ》なことから忘れていくのはわかるけど。何十年も一緒に暮らしてきた、近しい家族の顔を突然忘れちゃうなんて。

池谷　お母さんの脳が無理しているのだと思います。だってネズミもサルも、集団で生活しているなかで、親や交配者が誰かなんてわからないのです。「家族の絆《きずな》は固い」

「家族の大切さはいつ何時でも忘れてはいけない」というのは、人間社会があとから作りあげた強制観念です。醜い遺産相続争いを見ればわかります。「血が繋《つな》がっているのだから穏便に」なんて言葉は一切通用しません。家族愛に温かい側面があるのは事実ですが、本質的には「家族の絆」は伝統とされる価値観が生み出した幻影です。あるいは民法でいう「家族法」などの社会的圧力によって立ち上がった虚構です。

　認知症の方が配偶者を忘れてしまうことは、実のところ、それほど不思議なことではありません。一方、認知症がだいぶ進んでも、服の着方やトイレへの行き方といったプリミティブな記憶は忘れません。歩き方だってなかなか忘れません。つまり、記憶には階層性があります。

中村　ボケて家族の顔がわからなくなっても、歩き方まで忘れちゃった人がいるなんて聞いたことがないな。

池谷　家族の認知は、歩いたり呼吸したり排泄《はいせつ》することに比べれば、人間にとって優先順位が低いのです。

中村　なるほど。確かに「家族の絆は大事だ」という概念は後づけで作られたものだな。「ウチの母親はなぜ大事なことを忘れちゃうんだろう」と思っていたんだけど、夫の存在なんてそもそもたいして大事じゃなかったのか。

池谷　ちょっと過激な発言だったかもしれませんけど、脳の現実としては、そういうことなのだと思います。その意味では、人間が、脳の原理や本質を理解しないままいろいろと社会ルールを作ってきたせいで、脳に無理をさせすぎているのでしょう。

中村　それにしても、配偶者の存在を真っ先に忘れちゃうとは悲しい話だ（笑）

池谷　今や配偶者五十年時代。結婚した相手とは親より長く一緒に住むのが当たりまえです。

中村　親や子どもよりも一番長く一緒に暮らしているのに、実は伴侶《はんりょ》の優先順位が家族で一番低い。

池谷　お母様の例のように認知症の方が、忘れちゃった旦那《だんな》さんについて「あの人はいい人ですよ」と言うことがあります。ここはおもしろいところです。脳虚血が起きて海馬の細胞が死んでしまったり、海馬がない患者は、記憶することができません。だから毎日医者と会っているのに毎回「はじめまして」と挨拶《あいさつ》してしまう。だけど前日に医者と会っているときに嫌なことをされた場合、その嫌な経験自体の記憶はないのですが、情動面の記憶はあるようで、「この人は初対面だが、なんとなく嫌な感じがする」という印象をもつようです。

中村　そういうことだけは覚えているんだ。事前に危険を察知する生存本能と関係しているのかもしれないな。

池谷　そうなんですよ。実際こんな実験があります。握手したときに、手のひらに画《が》鋲《びょう》を仕込んでおいて、認知症の人と握手します。刺さってとても痛い思いをします。すると、翌日に「はじめまして」ともう一度手を差し出しても、その人は握手したいと思わないのです[51]。本人は前日のことを意識の上では覚えていないから、なぜ自分が握手したくないのか理由がわからない。そうした状況で患者がする行動は「作話」です。たとえば「さきほどトイレで手を洗っていないので……」などの言い訳でごまかすのです。

中村　なぜ不愉快だと感じるのか説明がつかなくて、作話しちゃうんだ。

池谷　脳にとっての理由なんてそんな程度のものです。表面的に辻褄《つじつま》があっていればOKなんですよ。先のケースですと、固有名詞や相手の顔はスッポリ忘れてしまっても、感情や心証は記憶痕跡《こんせき》として残っているので、なんとかしてこの状況をうまく説明できるストーリーをでっちあげるわけです。しかも本人は、そのストーリーを虚構だとは思っていない。真にリアルだと信じている[52]。

加えて言うと、認知症の人は感情が希薄になっていきますが、症状が進行しても、悪い感情だけは比較的残りやすいようです。しばしば言われる「恍惚《こうこつ》の人[53]」とも呼べるような、単純にただ幸せそうな認知症のお年寄りはあまり見たことがありません。

中村　記憶回路が壊れてしまった人の中では、悪い感情だけではなく良い感情も残るのですか。

池谷　ええ。「この人はいい人だな」という感情も残ります。でも「この人は悪い人だ」という感情のほうが根強いのが一般的です。ですから「認知症だからどうせ何も覚えていないだろう」と決めつけて、患者に罵《ば》声《せい》を浴びせる方がおられますが、双方にとって全くメリットはないのです。

アルツハイマー病は治るのか

中村　超高齢化社会を迎えた日本にとってはものすごく切実な課題ですけど、アルツハイマー病の特効薬ができる可能性はありますか。

池谷　二〇一六年の「ネイチャー」に、アメリカの製薬会社がアルツハイマー病の新薬の臨床試験に成功したという報告を発表しました。[54] それ以前にも似たような方法で治療を試みる薬の研究は昔からあり、これまでは残念ながらすべて臨床試験で失敗しています。[55,56] ですからこの新薬がアメリカで本当に承認されたのはおどろきをもって迎えられました。

中村　最新の研究では、どうやって特効薬を作ろうとしているのですか。

池谷　アルツハイマー病は「アミロイドβ」という神経毒性物質が脳に溜《た》まることによって起こります。それを駆除するためにはいくつか方法がありまして、一つは体の免疫反応を利用するのです。アミロイドβをちょっと注射すると、抗体がたくさんできて脳内の余計なアミロイドβを駆除してくれる。いわゆるワクチンの原理ですね。先の論文の事例では、アルツハイマー病の初期段階の患者に、アミロイドβそのものでなく、アミロイドβの抗体を注射する方法です。

中村　その方法はうまくいきそうですか。

池谷　比較的良好です。抗体を投与する方法は十五年ほど前から試されていまして、すべて失敗に終わっていました。免疫系を活性化させると、脳炎や脳浮腫《のうふしゅ》が起こったりと、別の病気や炎症などが発生して、ときに重篤《じゅうとく》な副作用で苦しんでしまうことになります[57]。もう一つ、作用は必ずしも強くはありません。極端な場合では、アミロイドβの量が減ってもまったく認知症が改善しないケースも報告されることがある一方で、脳の中に溜まっても、アルツハイマー病にはならず健康な人もいるのです[58]。

中村　ということは、アミロイドβを標的にする前提が間違っている可能性がある。

池谷　そういう懐疑的な見方もあります。科学も人の営みですから、今回のような華々しい発表も、そのデータ自体は事実だとしても、その価値をいきなり信じないほうがよいこともあります。今回の報告を読むと、認知症を少し遅らせることができたようですが、わずかながら副作用も出ているのです。私は本当に期待をもちながらも、まだ態度を決めず、様子を見るようにしています。

中村　毎月一回抗体を注射するだけでアルツハイマー病が治ったら、夢の新薬誕生ですけどね。

池谷　もし本当にそうだとすれば、普通ならば、論文として発表しません。製薬企業は自分たちの業績については守秘することが一般的で、手の内を外部に発表することはありません。コッソリと素早く薬を作れば、その特許で、より利益をあげることができますから。もし画期的な新薬ができれば、世界中で販売され、億どころか兆の単位での収益が想定されます。[59]

中村　何百億とか何千億じゃなくて、何兆円も儲《もう》かる可能性があるんだ（笑）

池谷　わずか一種類の薬でです。車でいえばトヨタ社のカローラが世界でもっとも売れている車種の一つだと思うのですが、薬一つで得られる利益はそれよりも多いのです。そう考えると、こういう商売的に美味《おい》しい話を論文として積極的に発表していること自体、効果をストレートに解釈してよいのか懐疑的になってしまいますね。もちろん広報活動の一環として、論文をトップジャーナルに発表することで世界中に周知してもらうほうが効果が高いという、したたかな経営的戦略が背後にあるのかもしれませんので、なんとも判断はつきませんが。

こういうニュースが世間に出ると、一般的には「夢の新薬誕生だ」と好意的に受け止められます。でも私たち専門家にとってみれば、たくさんの研究者が挑戦して、これまでは全部失敗してきているわけですよ。今回の新薬は、過去の失敗を踏まえて、改善を図ってはいますが、まだ実効性について証拠が不足している段階です。

中村　今回の発表が正しいのかどうかは、どのくらいで結論が出そうですか。

池谷　たいていは十年も経《た》てばおおよそはっきりしてきます。

中村　アミロイドβでも何でもいいけど、早いところアルツハイマー病の原因を突き止めてほしいものだなあ。

認知症治療に催眠術!?

中村　兆単位の利益が出るとなると、どこの製薬会社も血眼になってアルツハイマー病治療の研究をしているところだと思います。どの国の研究グループがリードしている状況ですか。

池谷　アメリカが一歩リードといったところです。当初はイーライリリーという会社などが医薬品開発をリードしてきたのですが、彼らが作っている抗体の幾つかはすでに失敗しています。今は、バイオジェンやエーザイも創薬に加わっています。アルツハイマー病の薬は、過去二十年ほど、「今度こそイケそうだ」と期待させたりガッカリさせたり、今ではオオカミ少年のようにもなってきました。

中村　アルツハイマー病を治すクスリができたら、高齢者だらけの日本にとってはものすごい福音です。ガンとともに「不治の病」の中では最後の砦《とりで》ですからね。

池谷　ええ、そうですね。ただ厳密にいえば、私の返答はイエス・ノー半々でしょうか。ガンは生死に直接関わりますが、アルツハイマー病が直接の原因で死ぬ人はあまりいませんから、「死に至る病」とは言い切れません。アルツハイマー病にかかると、徐々に症状が進行し、しだいに徘徊《はいかい》をし、家族の顔もわからなくなり、身の回りの日常のこともできなくなり、介護を必要とし、大きな社会的負担をもたらします。ですから、厄介な「不治の病」という意味では、まさにその通りですが、でも最期《さいご》は、感染症など別の原因で亡《な》くなることが多いわけです。

中村　もしアルツハイマー病を治すクスリができれば、本人にとっても介護している家族にとってもＱＯＬ（クオリティ・オブ・ライフ）は大きく変わってきます。

池谷　周囲の方の身体的な負担、精神的な負担の軽減。経済効果も計り知れません。

中村　ウチの両親を見ていても、母と一緒に暮らしている父にはすごく負担がかかっています。小さい子どもみたいに話が通じないようだし。

池谷　はい。認知症の介護は本当にストレスだらけです。赤ちゃんに話が通じないのは、いわば当たり前。しかも、これからどんどん成長していく未来の楽しみがあります。お年寄りの認知症は、同じ「話が通じない」でも、これとは逆です。今までできたことがどんどんできなくなりますし、なかなか明るい展望が見いだせません。しかも、感謝などの高度な感情は早期に脳から消えますが、嫌悪や怒りなどの悪い感情は比較的保存されますので、介護者につらく当たってきます。症状が進行すると、せっかく苦労して介護してあげても、お礼も言ってもらえない。

中村　症状がどんどん進行し、なかなか治る方向へ向かわない。家族が二十四時間態勢で介護しても、本人にとってはそれは当たり前のことだし、感謝もしない。

池谷　[60]「認知症研究のために、催眠術が非常に良いツールになる」と主張する研究者がいます。催眠術にかかったときの脳の状態は、認知症と似ていて自己モニタリング能力が欠如しているのです。その状態でおかしなことを言っても、「自分は今おかしいことを言っている」とは感じません。催眠術の研究をもっとちゃんと進めれば、認知症のメカニズムを解明できるかもしれないという研究者もいるくらいです。なにしろ催眠術師は、外部から人為的にオンとオフを切り替えられますから、実験的にはコントロールしやすいのです。

中村　おもしろい。催眠術と同じようなプログラムでボケを治せたらすごいな。

ウチの母親を思い出すと、いつも「カゴの中で暮らすハツカネズミ」を連想するんですよ。外に世界があることはなんとなくうすうす気づいているのに、臆病《おくびょう》だから見に行く勇気もない。小さなカゴの中にこもってカラカラカラカラあの輪の中を走り、今日も明日も何事もなく同じ日常を過ごす。日々の変化を求めない生き方をしている集積が、今に結びついているのかもしれないな……。

池谷　そうですね。もしそうした診断が早い段階からできれば、大きな意味があります。アルツハイマー病は四十代頃からゆっくり進行することはわかっています。八十代になって症状が現れたときには、だいぶ神経細胞が脱落してしまっているのです。この時点で治療を開始しても手遅れなのです。自己モニタリングの度合いが高いか低いかを試験で点数化したり、アミロイドβの蓄積具合を計測したり、アルツハイマー病が進む前に検知して対策を取る。最近では採血などの簡便な検査でアミロイドβを計量する方法も提唱されています。[61]たとえば五十代のころから、予備軍に対して確実な方法で予防医療を始められれば、のちのちのＱＯＬに相当貢献するはずです。

第二章　脳vs.人工知能

「脳言語」とＶＲ革命

中村　前章で「アルツハイマー病は治るのか」という話題が出ました。認知症を治す医学よりも先に、脳にＡＩ（artificial intelligence ＝人工知能）を埋めこむ技術のほうが先に発達することはないですか。押井守監督のアニメ『攻殻機動隊』やキアヌ・リーブスの『マトリックス』みたいに、外づけで脳とＡＩを接続しちゃう。

池谷　実は私自身が「ＥＲＡＴＯ脳ＡＩ融合プロジェクト」を二〇一八年十月に立ち上げて、脳にＡＩチップを移植して潜在能力を探る研究を始めているのですよ。

交通事故で脊髄《せきずい》損傷の大ケガを負ってしまった人は、首から下が動かなかったりします。そういう人が頭の中で「コップをつかむ」と指示した脳の信号を取り出し、ロボットのアームを動かす実験が進んできました[62,63]。ＢＭＩ（brain-machine interface）と言います[64]。最近では、脳内情報をより精確に解読するアルゴリズムが開発されるなどして、実現できる行動のレパートリーも増えています[65]。たとえばテレビのリモコンをいじったり、Eメールを送信したりもできるようになっています。[66] さらにはロボットアームではなく、自身の動かなくなった手や足の筋肉を、脳と外部接続して電気刺激することによって動かすという、より自然なリハビリも成功していますし、[67,68] 皮膚の触覚を再現することもできるようになってきました。[69]

中村　BMIの技術を使えば、ショベルカーを操作するように義足やロボットアームを動かせる。少年たちが憧《あこが》れるガンダムのような大型ロボットさえも動かせるかも。

池谷　そのくらいでしたら原理的には可能ですよ。ただ、別の観点から問題がありまして、たとえば、街をゆく車の交通マナーを調べると、高級車ほどマナーが悪いことが知られています。[70] サイズの大きな高級車に乗ると、気分まで大きくなって、社会に対して不誠実になるのです。車だけでなく、一般に地位や年収も同じで、社会レベルが高くなると、道徳観が低下して横柄《おうへい》に振る舞う傾向がほぼ普遍的に認められています。

中村　ということは、ガンダムなんて巨大なロボットを操縦したら、正義の味方として活躍できるかは……

池谷　微妙なところですね。

中村　では、機械を操作するんじゃなくて、脳そのものに介入するのはどうだろう。

他人の記憶を自分の脳に植えつけたり、映画の主人公になりきるように、ニセの記憶を植えつけることは技術的に可能ですか。

池谷 それは鋭い点に切り込む質問ですね。脳を直接刺激したという実験ではないのですが、巧みな誘導尋問によって、本当は犯していないニセの犯罪の記憶を植え込んで、本人に自白させることは成功しています[71]。試したうち八三パーセントもの人にニセ記憶が移植できています。誘導していない細部まで自供を始めますよ。

中村 私たちの記憶はそんなに脆《もろ》いものなんだ。

池谷 ただ、脳を直接刺激して誘導するとなると、どうでしょうか。脳は「0」や「1」の組み合わせのようなデジタル信号を読み解いているんですよね。すでに申し上げたように、記憶のような高度なものではなくとも、ただ「見える」ことですら、網膜を通じて見たものを、脳が電気パルスとして間接的にキャッチしているだけです。その信号をどう解釈するかは、人によって異なります。うさぎさんが「これはおいしそうなケーキだ」と思っても、他人にとっては同じ網膜信号でも「おいしそうなケーキ」とは解釈されないこともあります。

中村 人によって「脳言語」が違うんだ。たしかに、人の考え方なんて十人十色ですよね。他人の頭の中に流れている電気パルスを私に埋めこんだところで、ワケのわからない数式に見えるだけかもしれない。

池谷　あはは（笑）。そういうことです。最近発表された論文では、脳の使い方を見るだけで、その人が誰か当てられるそうです[72]。そのくらい人によって脳の使い方が異なるというわけです。

中村　「脳言語」の筆跡を読み解いちゃう。

池谷　そう、脳言語。脳の使い方には個人癖があるのです。脳研究者は、一人ひとり違う「指紋」になぞらえて、「脳紋」と読んでいます。脳には取扱説明書はありませんよね。だから人は誰しも、脳の正しい使い方、あるいは典型的な使用法というものを知りません。皆見よう見まねの自己流で脳を使っている。それぞれの人の脳に流れている電気パルスを読み解いたら、おそらく人によってメッセージは全く異なります。

中村　「脳言語」は人によって全然違うのに、なぜ解釈が異なる者同士が共感できるのでしょうね。

池谷　「バラの匂《にお》いってこうだよね」という経験を皆で共有することを通じて、自分の脳内デジタル信号を辻褄《つじつま》が合うように解釈する。それを各人がやり合うなかで、表現を通じて「共通」という折り合いがつく。それが「社会的合意」や「相互理解」ということの正体ではないでしょうか。だから、そんな共有物は後付け的な仮想である可能性が高いのですが、言語や経験、社会性によって、人は「脳紋」の違いを乗り越えて共感することができるわけです。ナッツの匂いをかいだときに「香ばしい匂いだ。ビールがほしいな」と思うわけですけど、他人もまったく同じ匂いの信号を受け取っているわけではありません。でも、「ナッツはビールに合うおつまみだ」という社会経験は共有できているのです。

中村　今のお話を聞きながら「共感覚」をもっている人のことを思い出しました。音楽を聴くと色が見えたり、文字を読んでいるときに色彩が連動しちゃう。聴覚や視覚、知覚の違いを飛び越えて物事を認識する人がいるそうです。そういう人の場合、耳から聴いた音楽が色の電気パルスに変換されてるのかな。

池谷　ええ、理由や機構は不明ですが、おそらくはそういう原理だと思います。たとえば、他人の脳内にある「見え」の電気信号を、うさぎさんの聴覚野に接続して送信すれば、もしかすると他人の「見え」は音として解釈されるかもしれません。私が始めた「ＥＲＡＴＯ脳ＡＩ融合プロジェクト」では、まさにそんな研究も試みます。

中村　「脳言語」の筆跡や癖、ルールを完全に読み解ければ、『攻殻機動隊』や『マトリックス』の世界が実現するかもしれない。もう少し時間がかかるだろうけど、そのうちノーベル賞受賞者やアーティストの外部脳をガコンと埋めこみ、突然アホが天才になれる日がくるかもしれない。

池谷　神経活動パターンの移植はまだですが、脳組織そのものの移植は部分的には可能だと思います。[73] 個々の神経細胞を移植するのであればすでに成功しています。[74] ただし、できるだけ若い脳、できれば胎児の脳が移植に向いています。突起をこれから伸ばそうとしている若い脳のほうが、他人に移植したときに生着しやすいのです。ただし脳移植が成功しても、人格までは丸ごと変えられませんけどね。

中村　私が死にそうになったときに脳をアンジェリーナ・ジョリーに移植して、目が覚めたら一気に若返ったうえに、超美人になっちゃった、みたいなことにはならない。

池谷　できたら楽しそうですけどね。オリンピック選手やハリウッドスターの気分をリアルに味わうだけであれば、脳移植ではなくバーチャル・リアリティ（ＶＲ）で楽しんだほうがずっと簡単だし、リスクが少ないです。ＶＲの技術はどんどん進歩していますから、相当リアルなものが実現すると思いますよ。

中村　あと五年もしたら、ゲームをやっている感覚で世界旅行ができるかも。

池谷　二〇一六年は「ＶＲ元年」とも言われました。その後ますますリアリティ（現実味）を追求したものが開発されてきていますよね。

中村　ＶＲをやっているときは自分のダメなルックスや運動オンチを忘れて、イケメンや美人、スーパースターの生活をリアルに味わえる。まわりの人から見たら、サングラスみたいな大きなメガネをかけて寝転んでいるだけかもしれないけど。

池谷　「今見ているものは仮想世界だ」という意識を捨てられれば、ＶＲは現実と同じくらいリアルに感じられるかもしれません。ギロチンにかけられるＶＲを体験した人は一生のトラウマになりそうな衝撃を受けたと言います。こういう極端なシチュエーションでは、リアルとＶＲはもはや完全に交錯していますね。

自分の顔を忘れちゃった私

中村　今までの人生について書いた『あとは死ぬだけ』という本を出版したときに、写真をたくさん載せたいと編集者が言うので古いアルバムを引っ張り出してきたら、「誰これ？」と本気で思っちゃったんです。

池谷　それって、もしかして整形前のご自分の顔を忘れてしまったということですか。

中村　そう。本当に自分の顔を忘れちゃった。「私ってこんな顔だったかな。ずいぶん悪意のある写真じゃないか。写真写りが特別に悪すぎる」と思ってるんだけど、それはかつての自分の顔だっていう。

池谷　そういうことが本当にあるんですね。もしかすると、VRの機械をくっつけてバーチャルな世界を長い時間楽しんでいたら、本来もっている自分の感覚や記憶が薄れ、現実と仮想が混在したり、反転したりするかもしれません。

中村　現に私の場合、何回も顔を整形したり豊胸手術を受けてきたわけですよ。整形後の顔やオッパイが当たり前になると、整形前の顔や貧弱なオッパイがニセモノに思えちゃう。VRの世界に長いことひたっていたら、アナザーワールドのほうがホンモノだと信じこんでもおかしくありません。

池谷　今目の前で生まれているリアリティや実体、「これこそホンモノである」という感覚は、脳の眼窩《がんか》前頭皮《ぜんとうひ》質《しつ》の活動が関与している可能性があります。[75] VRの実証実験を進めていけば、現実の世界に「現実らしさ」を感じる仕組みについて思わぬ発見があるかもしれません。

中村　私はよく「ツッコミ小人」と表現するんですけど、醒《さ》めた目で自分を客観視している「もう一人の自分」がいます。整形したり買い物依存症になったり、四十八歳でデリヘル嬢になったりハチャメチャなことをしながら、必ず私の中に棲《す》む「ツッコミ小人」が他人《ひと》事《ごと》のように私を見つめているんです。

池谷　昔の写真についていえば、そのもう一人の私は、整形後の今の私ではなく、昔の本来の私の姿のほうにツッコミを入れてしまうのですね。

中村　そう、乖離《かいり》しているんです。

池谷　うさぎさんのように「ツッコミ小人」がいる人は、もしかしたらＶＲの装置を装着しても、わりと同化しにくいタイプかもしれませんね。催眠術にすぐかかる人とかかりにくい人がいますけど、そうした差異とも関係があると思います。薬のプラシーボ効果もそうですが、こうした暗示にかかりやすいかどうかはどうも遺伝子が関与するようです[76]。ようするに体質ですよね。

中村　前に催眠術をかけてもらう企画があったんだけど、ほかの人はコロッとかかるのに私だけは全然ビクともしませんでした。なにしろ私の中には「ツッコミ小人」が棲んでいるから、「催眠術なんかかかるわけねえだろ」と内心冷静にツッコミを入れちゃう。

池谷　ＶＲや人工知能によるリアリティの研究が進んでいけば、催眠術やプラシーボ効果をすんなり受け入れたり、はじいてしまう脳の違いについても新しい知見が得られると思います。もしかしたら「ツッコミ小人」を一時的に黙らせる手だても見つかるかもしれません。

中国のフライング遺伝子研究

中村　ガンやアルツハイマー病の治療にしても、私がかかってしまったスティッフパーソン症候群のような難病にしても、遺伝子レベルの治療で一発で治ればどんなにラクかと思います。最新の医学の研究では、遺伝子療法はどの程度進んでいますか。

池谷　治療目的で医師が手をつけていい遺伝子医療は非常に限られていまして、まだまだ部分的にしか成功していません。世界的に見ても、日本はかなり慎重です。

中村　神の領域に人間が足を踏み入れるわけだから、倫理的な問題もありますよね。

池谷　二〇一二年にはＤＮＡの配列文字を簡単に書き換えることのできる「CRISPR/Cas9」（クリスパー・キャスナイン＝ゲノム編集技術）という方法が開発されています。[77] この方法を使うと、すでにそこに存在しているゲノムに手を加えて編集できるんですよ。現時点で問題点がまったくないわけでなく、[78,79] 日常的にヒトへ医療適用するのはまだ難しいかもしれませんが、汎用《はんよう》性が高く応用範囲が広いので、[80] ２０２０年にはノーベル化学賞を受賞しました。

この方法を使えば、原理的には、精子や卵子のＤＮＡを組み換えることで、自分の嫌なところが子どもに遺伝しないように予防的に変更することも可能です。

中村　それってまるっきりデザイナー・チャイルドじゃないですか。

池谷　「CRISPR/Cas9」によるゲノム編集の利点は、安価かつ手軽かつ迅速であることです。動物実験レベルではガンの原因遺伝子を組み換える実験やＨＩＶを治療する実験はすでに始まっていますし[80]、ＤＮＡを操作して不妊にした蚊を放つことでマラリアを根絶させようというプロジェクト[81]や、品種改良によって病気に強い稲を開発するプロジェクト[82]も進行しています。

中村　ヒト実験を日本でやったら大騒ぎになりますよね。キリスト教圏でもまず受け入れられないだろうなあ。

池谷　ヒトに対して行うのは禁断ですよね。各国の研究者が「そんなことはやってはいけない」と批判する中[83]、なんとヒトに使ってしまった国があります。中国です。中国のある研究者が「CRISPR/Cas9の技術を使って、ヒトの受精卵の遺伝子書き換えに成功した」という論文を、イギリスの科学雑誌「ネイチャー」に投稿しました。すると「不謹慎だ」「神への冒瀆《ぼうとく》だ」と、編集部が論文を不採択にしたのです。中国としては世界初の画期的な成果ですから、表舞台に出さないわけにはいきません。そこで、中国人同士が発表しあっている同人誌のような科学雑誌で、その論文を発表しました。[84]

中村　そんな論文を発表したら、世界中の研究者が潰《つぶ》しにかかりそう。

池谷　科学者たちの意見は賛否両論でありましたが、当然ながら非難の声が強かったのです。[85]ところがその年の暮に開かれた国際会議で驚くべきことが起こるのです。今回の中国の暴挙をうけて、「CRISPR/Cas9 の技術をヒトに使ってよいか」の是非を問う倫理委員会を開いたところ、結論はビックリ。「ヒトに使ってもいいことにしましょう」とひっくり返ってしまいました。[86]

中村　エーッ！　マジですか。

池谷　この分野の研究者たちは、内心では、中国のような自由な研究精神が羨《うらや》ましかったのだと思うのです。実は、中国の研究の発表直後に、あるイギリスの研究者は「私たちもヒトで試したい」と実験許可の申請をしていたのですよ。[87]そんなふうに本音と建前が交錯しましたが、今では、世界中の研究者が、まだほとんどが実験室レベルですが、堂々とヒト細胞の遺伝子をいじくり始めているのです。[88]

中村　中国は「オレたちが世界の研究をリードした」と大喜びでしょうね。

池谷　そうなんですよ。臨床試験で実際に人間に対してゲノム編集を行ったのも中国ですからね。[89]違法ギリギリのグレーゾーンで無謀なフライングに挑む人は、ときに、研究の活路を開くことがあるのです。価値観そのものを根底からひっくり返してしまう。もちろん倫理的にイエスかノーかと問われれば、やはり微妙なラインだとは言わざるを得ないのですが[90]。

中村　中国恐るべし。このへんのタブー観って、宗教的、文化的な背景が色濃く影響してきますよね。「中国人は非常識だ」とかいう単純な話じゃなくて、宗教的な土壌がない人にとっては「神の領域」なんて最初からない。

池谷　一神教的な「原罪」という意識はないでしょうね。実際、ある中国の研究者は「私たちは西洋とは異なった東洋的思想に基づく文化背景を持っている。科学においても同様だ。西洋方式が世界のスタンダードだとは勘違いも甚だしい。私たちが長い歴史で育《はぐく》んできた東洋的な価値観を変更させられる筋合いはない」と言い放っているのです。

中村　「DNAに手を加えるのは神への冒瀆だ」と叫んだところで、「神なんて存在しない。そんなの関係ねえ」「悪いところを消して、良いところだけ発現するようにするんだ。そうすりゃ遺伝病もなくなる。こんなに素晴らしいことはないだろ」と自信をもって言い切れちゃう。

オリンピックを観《み》ていると、ウサイン・ボルトみたいに筋力や反射神経が異常に優れた選手がいます。彼らは生まれつき、明らかに遺伝子レベルで私たちとは違う。そういうスーパーアスリートを、デザイナー・チャイルドとして人工的に生み出すことも可能になるんじゃありませんか。

池谷　スポーツの世界では、これを遺伝子ドーピングと呼びます[91]。そうした完全な遺伝子操作はまだ実現されていませんが、中国の一部では、すでに遺伝子検査によって「この選手はこの種目に適、あるいは不適」と調べているようですから、そのうち遺伝子の変更に手を染めて効率的にスポーツ選手を産出する可能性もゼロではないですよね。ちなみに現時点ならば、選手たちの遺伝子を操作しても、ドーピング検査ではひっかかりません。まだ検査項目にありませんし、そもそも完全に検知できるかもわかりません[92]。

中村　かつてロシア選手団のドーピングをスッパ抜いたＷＡＤＡ（世界アンチ・ドーピング機構）もそこは調べようがない。遺伝子操作は究極のドーピングですね……。

池谷　ええ。もちろん十年後に、選手から採取した保管試料から、最新検査法で遺伝子操作を検出して、遡《さかのぼ》って金メダル剝奪《はくだつ》ということになる可能性はありますが。

遺伝病とヒトゲノム計画2・0

中村　遺伝病を根絶できれば、助かる人が大勢いるのも事実です。生まれたときから、若くして死ぬことが運命づけられている。そんな病気を根絶することには、多くの人が賛成するはずです。

池谷　先ほどの国際会議では、生殖細胞を変更することに対する制約は設けられました。「精子や卵子の遺伝子は、科学技術が触れてはならない聖域だ」というのが共通認識、つまり「科学的常識」となっています。

中村　ピンポイントで病気を治すのはいい。

池谷　生まれつき遺伝子に問題があるせいで、たとえば膵臓《すいぞう》が悪くて糖尿病になってしまう人がいます。ならば膵臓が正常に機能するように、悪い臓器だけを遺伝子編集によって治してしまう。ここまではＯＫです。ただし全身のすべての細胞の遺伝子を編集するような乱暴なことは避けるべき。とくに、その個体から生まれてくるであろう子どもにも遺伝子が受け継がれてしまうような変更、つまり生殖細胞の変更は絶対にダメです。

中村　たとえば遺伝によって統合失調症が起こることがあります。もし悪い遺伝子が受け継がれなければ、子孫は遺伝が原因で統合失調症にかかることはありません。「おじいちゃんは生まれつき統合失調症になると運命づけられていた」なんてことがもし検査でわかれば、血縁が近い親族にとってはプレッシャーになります。

　こういう因子に限って、ピンポイントで人為的に消すのはアリだと私は思う。特定の病気に代々苦しめられている家系は、ずいぶん救われるんじゃないでしょうか。「頭が良くなる遺伝子を植えつけよう」とかいう話は倫理的に問題アリだと思うけど、負の遺伝子を部分的になくすのは普通に認めちゃってもいいかもしれません。

池谷　そうですね。私もその考えに基本的には賛成ですが、今のところ科学者たちはもう少し慎重です。案外と一般人のアイデアのほうが革新的で、ときに暴力的だったりします。科学者たちの判断は、ＳＦのような妄想世界に比べ、はるかに冷静で、ときに臆病《おくびょう》なくらいです。とくに西洋型の思考スタイルで保守的な傾向が強いですね。原因となる遺伝子を子どもが引き継ぐ確率は、たとえ優性遺伝でも二分の一でしかありません。もし子どもに遺伝病が引き継がれてしまったときには、その子への最小限の遺伝子治療のみにとどめる。

中村　あくまでも個別に、一代限りで終わる治療のみに限る。

池谷　多くの研究者が怖《おそ》れているのは、一旦《いったん》何かを認めたら、あれもこれもと付随した領域へとドミノ倒し式に突き進んでしまうことです。遺伝子編集によって取り返しがつかない事態に陥る可能性もあります。だからメリットだけに目を向けて判断を焦《あせ》らないことが賢明だという姿勢ですね。

中村　暴走に至るかもしれないはじめの一歩を封じるためにも、生殖細胞にだけは手を付けないようにという国際的な基準を敷いていると。

池谷　まさにその通りです。ところが、これがまた驚いたことに、この最低限の掟《おきて》さえ破ってしまった不届き者が現れます。またもや中国研究者でした。ヒトの生殖細胞の遺伝子を編集してしまったのです[93]。中国当局も状況を把握していなかったという、未承認の違法ゲリラ実験です。

中村　中国人の飽くなき欲望はもはや手がつけられない。

池谷　エイズウイルス（ＨＩＶ）に感染した親から、エイズウイルスに感染しないように人工的に遺伝子を編集した双子が誕生したのです。つまり病気を治すことが目的でない。正常な能力をさらに追加増強するような、いわばドーピング的なＤＮＡ改造です。私たち研究者コミュニティは皆、仰天ですよ。基本的には非難囂々《ごうごう》。でも一部の研究者からは熱い羨望《せんぼう》と嫉妬《しっと》。今回の実験を敢行したのは三十四歳の若手研究者です。

中村　倫理さえ恐れない若いエネルギーが案外と科学を進歩させるのかもしれない。いまは犯罪者のような扱いかもしれないけど、未来から振り返ったら、人類として重大な一歩を踏み出した偉大な英雄かもしれない。

池谷　こればかりは時代の審判を待つ必要がありそうですね。一方、もう少し冷静になって現実的なところに目を向けると、生殖細胞とは関係のない部分、たとえばハゲ。正式には男性型脱毛症と言います。この市場は大きいですから、割と近い将来、商業的にも一気に技術革新があるかもしれません。

中村　「ハゲ治療がOKなら、ブサイクをあらかじめ治すのも認められるだろ」なんてことになりかねない。

池谷　あはは、それはどうでしょうか（笑）。ところで、二〇〇三年に人間の全遺伝子情報を読み解く「ヒトゲノム・リーディング・プロジェクト」が完了しました。そのパート2として、「ヒトゲノム・ライティング」の取り組みがスタートしています[94]。

中村　リード（読む）からライト（書く）へか。巨大な数列のようなヒトゲノムを全部読めるようになった次には、人間がヒトゲノムを書いて設計図を作っちゃう。

池谷　このゲノム・ライティングのプロジェクトは「密室会議で承認された」と揶揄《やゆ》

されています。ですが、プロジェクトはすでに始まり、アメリカ政府は相当額の予算を付けました。しかもこのプロジェクトには、分野の専門家ならば誰もが知っているような有名な研究者が名前を連ねていますから、その本気度がわかります。

中村　ゲノム・ライティングは成功しそうですか。

池谷　単純な生物ならばDNAをゼロから全化学合成するところまで、いずれできてしまうでしょうね。この世で一番シンプルな生き物は「マイコプラズマ」（真正細菌）でして、そのDNAを試験管の中で一個ずつ合成し、マイコプラズマという生物を「創造」する実験ならばすでに成功しています[95]。

石油などの天然資源から得た化学成分から、人間がDNAを合成して、「生き物」を手作りしてしまう。これはすごいことですよ。「創造主」になることに王手を掛けたようなものです。

中村　おもしろい話だけど、神しか知りえなかった生命の神秘のベールが一枚ずつはがされていくみたい。試験管ベイビーが本当に生まれちゃったら、ゆくゆく深刻な問題が起きるんじゃないですか。

池谷　たとえば差別の対象になることは容易に想像できますよね。通常のセックスによって生まれたわけではない「ヒト」は、世間では後ろ指をさされる可能性があります。ゲノム・ライティングによって誕生した人たちの被差別集団が社会問題になり、その人たちへの補償をどうするかという話題も出ると思います。

中村　彼らはきっと優秀だろうから、普通に生まれてきた凡人の嫉妬がすごそう。不細工に生まれたのに整形できない人が、生まれつききれいな顔をした試験管ベイビーにヤキモチを焼いたり。

池谷　ゲノム・ライティングによって生まれた人たちは、不妊問題からも解放され、たくさん子孫を残せる可能性があります。となると、年月が経《た》つにつれて普通の人との人口比が逆転するかもしれません。そうしたら、差別する側の人間に化けるでしょうか。「遺伝子ネイティブは頭脳も容姿も粗悪だ。彼らと同じ空気を吸いたくない」とかね。あるいは、さらに進化していって、僻《ひが》みのようないかにもヒトっぽい「醜悪な心」が遺伝的に消され、「理想人」に近づいていく可能性もありますね。だってヒトを新たに一からデザインするのであれば、差別する心をわざわざインストールする必要はありませんから。

試験管で誕生した「最小生物」

池谷　二〇一六年に六万人以上ものヒトの遺伝子を全部解読した研究成果が「ネイチャー」に発表されました[96]。今は一日でヒト一人の全ゲノムが解読できます。こうしたビッグデータを見ているとおもしろくて、ヒトの遺伝子は思った以上に個性的でした。とくに衝撃的だったのは、三分の一くらいのヒトは「ノックアウト動物」だったことです。つまり、少なくとも一つ何らかの遺伝子を欠いているのです[97]。

たとえば、生物科学では、ある遺伝子がどんな役割を担《にな》っているか調べるために、わざと一部の遺伝子を取り外すことがあります。ネズミの実験でよく行われています。その遺伝子があるなしで症状にどんな違いが出るのか。これを調べるためには特定の遺伝子を取り除いた「ノックアウト動物」はとても役に立ちます[98]。

中村　「ノックアウト人間」は人工的に作らなければ生まれない存在ではなくて、どこか欠落した人間が、実は自然に三分の一もいた。欠落してもたいして支障のない遺伝子が、けっこうたくさんあるということですか。

池谷　まさにそう。これは人間やネズミのような哺乳類《ほにゅうるい》だけでなく、微生物も同じようです。クレイグ・ヴェンター博士というアメリカの分子生物学者は、遺伝子を一から合成し、先ほど話題に挙げたマイコプラズマを初めて人工的に作った科学者です。

地球上で最もシンプルな生物とされるマイコプラズマでも、五百個以上も遺伝子をもっています。ヴェンター博士は「これらの遺伝子は本当に全部必要なのか」と疑問をもちました。「これは要らないんじゃないの」「あれも要らない」と、遺伝子を一つずつ削るノックアウト実験をひたすら地道にやっていったのです。[99]

中村 ははは。ダルマ落としみたいに遺伝子を引き算していって、それでも正常に生きられるか調べていったんだ。

池谷 そして「これは絶対必要だ」という遺伝子を百個くらいまで絞ることに成功しました。そこで必要な遺伝子だけをつなげてゲノムを作成したところ、その人工マイコプラズマは生物として生きることができませんでした。必要最小限の遺伝子を集めただけでは、生物は生存できないのです。

中村 無駄なものをギリギリまで削《そ》ぎ落としたアスリートみたいな生物が、なんで死んじゃったんですか。

池谷 おそらく「リダンダンシー」(redundancy =冗長性、余剰)のせいです。一見不要に見えても、必要なものがあるのです。たとえばAとBという遺伝子が二つ併存していする場合、Aを取っても、Bが代替してくれる。一方、Bを取っても、Aが代替できる。この場合、一個ずつノックアウトしただけでは何も生じないので、AもBも不要だと判断されます。でも、AとB両方を取ってしまったら死んでしまいますよね。このようなケースを「AとBはリダンダンシーだ」といいます。

中村　遺伝子同士の緩やかな相補によって、生存が決まっていく。

池谷　その通りです。ヴェンター博士は辛抱強い研究者でして、どのコンビネーションが生存のために必要なのか、あらゆる可能性を一から調べ直しました。そして、生存のために必要な四百七十三個の遺伝子のセットを見つけたのです。これで全ゲノムを合成したら、この人工マイコプラズマは生存しました。

中村　ひえー。どれだけ労力をかけたんだ。

池谷　これ以上に遺伝子の少ない生物は現時点では存在しません。「もっともシンプルな生物」の世界記録です。この世で一番シンプルな生物は、神が創造したものではなく、ヴェンター博士が化学合成したものです。この壮大な実験のポイントはリダンダンシーですよね。

中村　遺伝子が七千しかない「最小人間」が誕生したりして。

池谷　省エネ型のヒトですね（笑）。遺伝的リダンダンシーがない人間は、遺伝子の予備がないということですから、DNA破損に弱いわけで、体質として病弱にはなるでしょうね。だって一個でもノックアウトされたら死んでしまうギリギリのところで生きているわけですから、余裕のない生命体ですよ。ちなみにヴェンター博士が突き止めたマイコプラズマの四百七十三個の遺伝子のうち、百四十九個は機能がまだわかっていません。

中村　科学がこれほど進歩しているのに、わからないことがますます増えている。

池谷　遺伝子がコードしているのはタンパク質です。そのタンパク質の多くは「酵素」です。酵素というからには何か化学反応を媒介しているわけです。ただ、生命現象という複雑な化学反応の綾《あや》の中で、どの化学反応をどんなときに担っているのかは、十分に解明されていません。何をやっているかわからないけれど、試験管の中で遺伝子を化学合成しているうちに、確かに生きている生物ができてしまった。でも、その生物がなぜ生存できているのかは、高度な科学技術を誇っている（つもりになっている）人間にも、ほとんど理解できていないのが現状です。

「わかる」ってそもそも何だ？

池谷　人工知能がどんどん発達して、自動運転がいよいよ実用化されようとしています。囲碁や将棋は人間が最強だと言われてきたわけですが、最近ではプロ棋士でさえ人工知能に歯が立ちません。これまではタスクが複雑になればなるほどコンピュータにはまだ難しいと言われましたが、今では逆の言われ方をされます。タスクが難しくなればなるほど人間が弱点を見せてしまう、と。特定のタスクに限定して競争させれば、ヒトの脳では、もはや太刀打ちできません。

中村　もう人間の出る幕はない。でも、ある特定の分野だけに秀《ひい》でているってことは、人工知能はいわば発達障害というか、サヴァン症候群（自閉スペクトラム症や知的障害を持ちながら、記憶力や計算、芸術表現など、ある特定の分野で卓越した才能を発揮する症状）に近いとも言えるのか。

池谷　もし、現在の人工知能の機能をそのままに、生の人間になったとしたら、ズバリそういうことですね。

中村　特定の能力は抜群に優れているけど、全般的な生活力は低い。

池谷　人工知能は、現状では、特定の知能分野に限られて優れているのみですが、ところが、その限定的な能力ですら、内部の演算原理がわかっていません。研究者は、人工知能という「器」だけを用意して、そこに様々な情報を与えます。人工知能は与えられた情報をもとに自ら学習し、複雑な課題を解くことができるようになります。そうやって優れた能力を獲得した人工知能の内部を覗《のぞ》いても、プログラマー本人ですら、どんな演算が行われているのかが理解できません。つまり、「知能＝人間が理解できないもの」としか言いようがないのです。

中村　池谷先生のような専門家でも、知能とは何なのか理解に苦しむんですか。

池谷　人工知能に限らず、脳でも同じですね。脳研究者は、たとえば顕微鏡を覗いて脳の状態を観察するわけです。しかし、つぶさに眺めても、いったい何がどうなっているのかさっぱりわからず、途方に暮れてしまうことがよくあります。脳研究者として脳を理解したいのですが、人間の脳の知的レベルでは、どうやら知能の全貌《ぜんぼう》を掌握できないようです。

中村　ものすごく巨大なスーパーコンピュータみたいな人工知能が、知能の秘密を解明して教えてくれないだろうか。

池谷　それはあり得ると思います。鳥のような羽毛がなくても飛行機が鳥より速く飛ぶように、ヒトのような心がなくても人工知能はヒトよりも心をよく察知できるとも言われています。[100]たとえばSNS上の書き込みから、その人の危機、たとえば自殺や自傷、虐待《ぎゃくたい》、摂食障害などを精度よく予測するアルゴリズムはもうあるのです。[101]当然ながら、人工知能は人間の心だけでなく、人工知能の内部の演算原理も解読できることでしょう。

中村　人工知能を解明できるのは、おそらく人工知能だけだと。

池谷　そうです。ただ人工知能が仮に高度な知能のメカニズムを理解したとしても、まだ大きな問題が残りますよね。人工知能の優れた洞察力によって得た発見の概要を、言葉を尽くして人間に丁寧に説明してくれても、おそらく人間の脳のレベルでは、その内容が理解できないと思うのです。

中村　人工知能に説明されても、まるで難解な哲学書を読んでいるようにチンプンカンプンなんですね。

池谷　はい。今では人工知能の内部をヒトが理解するためにはどうしたらよいかという研究まで始まっています。[102,103]しかし、その研究では、より一層大きな疑問が立ち現れるのです。そもそも「わかる」とは脳にとってどういうことか——。

中村　究極の哲学的問いだなあ。

池谷　十億個も並んだ集計データや統計数値を見せられたところで、人間の手にはとうてい負えません。そこで「データ・マイニング」（data mining）と言って、データの中で重要で役立ちそうなものを抽出する作業を行います。これは今の流行《はや》りのビッグデータ解析の、ある意味で王道です。大手企業でもよく使われていますよね。なんとか経営方針や社内戦略に役立てようというのでしょう。
　でも、注意してください。「データ・マイニング」は、実は、人間の脳にとってのみ意味のある行為です。抽出によっておおよその全体像を把握したと人間は思ったとしても、もしかしたら抽出の過程で削ぎ落とされてしまったデータの中にこそ、核心となる真実があったかもしれないのです。でも、それは人間の脳には理解不能なデータです。

中村　私たちにとっては無意味に見えてしまう。

池谷　人工知能は「データ・マイニング」なんて滑稽《こっけい》にして珍妙な作業をしなくたって、十億個並んだ数字をパッと見て、未解析の生データから何らかの真理を見出《みいだ》すことができる。でも、そんな真理は人間には理解できるはずがない。これこそが大きな壁なのです。人間に理解できないものを、科学的な見地から、そもそも「真理」と呼んでよいのでしょうか。これは大きな疑問です。科学はもともと人間の所為です。多くの人は「科学は真理を探求する学問」だと考えている。より正確に言い換えれば「科学とは人間に理解できるレベルにまで真実を咀嚼《そしゃく》する行為である」ということです。人間に理解できない状態にあるのならば、それは科学的に言えば、「解明されていない」とみなされます。科学的には説明できない「ナニカ」ということです。

中村　人工知能が出した「知能」の姿に関する回答は、ヒトに理解できない以上、科学でない。非科学的で、まるで宗教。念仏や禅問答と大差ないと。

池谷　そこなのです。結局、この議論の流れは「真理は人間が理解すべき対象か」という相反する疑念も生み出します。

ちょっと話題がそれますが、ここで思考実験をしてみましょう。平安時代にワープしたとして、当時の日本人に「ワニ」という生物を理解してもらうためにどうしたらいいと思いますか。当時は動物園はありませんから、ワニという生物を見たことはないはずです。

中村　水辺に暮らしていて、体は蛇のように細長いが手足が生えている。肉食生物で、卵を生む。そんな説明を言葉でしながら、イラストを描くくらいかな。

池谷　そうですよね。ただ残念ながら、平安時代の人は、私たちが言葉を尽くして説明しても、さっぱり理解できないわけです。「百聞は一見に如《し》かず」というように実際に見たことがないものは想像の域を出ません。そんな「わからない」状態に至ったとき、ヒトの脳は何をするか。身近なものに喩《たと》えるクセがあるのです。よく知っているものの知識網を辿《たど》って、その延長上にワニの姿を思い描くのです。「なるほど巨大なイモリみたいな生物だね」とかね。脳は面白いもので、そんな類似解が見つかっただけで、もうわかった気分になります。私たちの「理解」なんてそんなものです。そんな程度でも「わかった感」が生じるのです。

中村　でも、頭の中でイモリに喩えたところで、ワニについて理解したことにはならない。

池谷　私たちが言う「わかった」とは、せいぜいそんなレベルです。

中村　全然わかっていないのに、わかったような気になってしまう。「ああ、それってこういうことでしょ」と言った瞬間、「わかった」という罠《わな》にハマってしまう。

池谷　ここでの問題は、いったん「理解」すると、ヒトはその知識による呪縛《じゅばく》を受ける運命にあることです。発想の範囲が制約されてしまいます。これから平安時代の人とワニの話をするたびに、相手の脳裏に浮かぶイメージはイモリですよ。これは単なる誤解を通り越して、弊害ですらあります。もちろん平安時代の人だけが問題ではありません。私たち自身も、往々にして似たような罠に気づかないうちにハマってしまっています。

中村　宇宙人の姿なんて、いくら想像してもせいぜいタコとかイカです。目や鼻もあったりして、人間の亜流、またはほかの生物の亜流の域を出ない。

池谷　そうなんですよ。宇宙人は、私たちが「生物」と聞いて想像するような細胞もＤＮＡも持っていないかもしれません。生命を維持する化学反応のシステムも違う可能性があります。当然ながら「生命」や「知能」の定義もまったく異なるでしょう。なのに私たち人間は、想像力の範囲が狭い。

中村　人工知能でさえ、なんとなく人間の知能のマネをさせて楽しんでいるだけだよね。その範囲を超えるものではない。

池谷　まさに。人工知能は、きっと単なる人マネではない、もっと異質な演算もできるはずなんですよ。私たち人間には理解できなくても、その「異形」は、新たな知能の一つのあり方である可能性がある。ただヒトの理解の範囲の中では無意味で無価値な機能にすぎないかもしれない。だってヒトには理解できないから。それと同じことで、宇宙からやってきた生命体がスーパー知的生物だったとしても、彼らの知性を、人間は知性だと感知できない可能性が高いのです。

中村　フワフワしたワケのわからない生き物が空や海を漂っていたときに、彼らが独自の知性や言語体系をもっていることに、人間がまったく気づいていない可能性がある。「わかったような気になる」って、ものすごい落とし穴なのかもしれないな。

池谷　そうですね。先の平安時代の例だって、ワニをイモリに喩えて、ワニを理解していましたが、そもそもその元になったイモリをきちんと理解しているかといえば、その保証もないですよね。生物学が発展した現代に生きている私たちは「イモリは両生類であって、体表は粘膜で覆《おお》われ、成長とともにエラ呼吸から肺呼吸にスイッチする」ことを知っています。つまり、現代の私たちと平安時代の人々とは、イモリに対する理解の仕方がちがうと思います。

中村　となれば、ワニをイモリに喩えることは、ズレにズレを積み重ねるような作業にも似ているわけか。結局、そんな理解の仕方を延々とレンガを積むように繰り返してゆけば、知識という全体構造、つまり世界の見え方や在り方が、まったく異なってしまう。でも、それって、現代人にも言えるわけだよね。私たちだって正しく世界を理解しているなんて保証はない。

池谷　そう。この宇宙には、私たちが想像できないようなすごい文明を地球外生命体が発達させているかもしれません。いや、彼らはその高度な文明を用いて、すでに現在、この地球に到達しているかもしれません。

中村　もう何十億年も前から、彼らは一生懸命に地球へ向かってメッセージを送り続けて、友好の交信を試みているのに、人間はまだその信号に気づいてあげられていないだけかもしれないのです。

池谷　こうした議論は、あくまでも思考実験にすぎないのですが、しかし、その可能性を否定することはできないはずです。なにせ脳で考えるしか能がないのが人間ですから、その「理解力」に限界があるのは当然なのです。そこが人間の可《か》愛《わい》さでもあるのです。

ロボット兵士の代理戦争

中村　ＶＲの研究は、障害者や足の悪い高齢者が世界旅行を楽しめるとか、ゲーム以外にどういう分野で役立つと思いますか。死を待つばかりの人のために、人生の最後にいい夢を見てもらうこともできそう。

池谷　一気にブレークする可能性があるとすれば、おそらくは風俗のＶＲ機器からだろうと言われています。

中村　モテない童貞は、すぐさまそのＶＲの機械を買うだろうな。

池谷　特定の環境におかれた人間にとってダッチワイフの「南極2号」が必要だったのと同じで、エロＶＲはある種の人間にとって必要なツールだとも言えます。心身の障害者を含め、どんな人にも性欲の処理は必要です。[104]

中村　でもそんなものが開発されてしまったら、ご飯も食べず朝から晩まで一日中ハマる人が続出しそうだなあ。風俗と違って誰かに会う必要がないし、「ネトゲ廃人」ならぬ「ＶＲ廃人」になっちゃいそう（笑）

池谷　エロに続いてビジネスの対象となるのは、富裕層の高齢者に向けたＶＲでしょうね。若いころのように楽しくテニスをしたり、酒場でバカ騒ぎをしたり、ほろ苦い恋愛にときめいたりと、高齢者の需要は、確実にありますし、今後ますます増えるでしょう。

中村　肉体的に衰えてしまって体が自由に動かないけれど、ＶＲに投資するお金はある。ＶＲは医療には役立ちそうですか。

池谷　患者に対しては心理カウンセリング、それから医者に対しても、たとえば外科医の手術トレーニングなどに使うのは現実的な目標だと思います。[105]

中村　リハビリに使うのも良さそうですよね。[100]私みたいに難病で急に歩けなくなった人にＶＲを装着して、歩き方を思い出させるとか。カナヅチの人に泳ぐイメージを教えるのもいいと思う。

池谷　パイロットはすでにシミュレーターを使って操縦の練習をしていますよね。あの延長で、様々な分野の教育や学習にVRの助けを借りるのはよいアイデアです。専門職の訓練だけでなく、小学校や幼稚園にまで広げてもいいと思います。立体図形のイメージとか、[106]世界史イベントの現場の再現とか、[107]英会話の練習相手とか。[108]

中村　逆上がりがどうしてもできない人が、VRでできた瞬間のイメージトレーニングをしたら、苦手を克服できそう。浅田真央ちゃんがクルクル三回転してるときの様子を、VRフィギュアスケートで体験できるとか。最近の軍隊は、プレイステーションみたいなゲームを使って人殺しの訓練をしているといいます。

池谷　まさに、そうですね。ところで兵士についていえば逆の意見もありまして、わざわざVRで殺人マシーンを養成しなくても、現代の戦争は無人兵器に重点を置く方向に向かっています。人を殺《あや》めるのは想像を絶するストレスを生み出します。これは避けたいわけです。今や最前線で活躍する「兵士」は、大型版ドローンのような無人兵器ではないでしょうか。

中村　無人兵器同士が戦うようになると、戦争の意味あいが変わってくる気がするな。それって画面の中で陣取りゲームをやっているのと変わりない。

池谷　そこが戦争の面白いところですよね。戦国時代には武士の身分を持った人はごく一部です。武士たちはオラが村では戦争はやらず、たとえば関ヶ原などのように、どこかに戦場を決めて約束事のように戦う。民にしてみれば、勝ったほうに従うしかなかった。武士たちの勝敗に自分たちの運命がかかっているわけです。これと同じことですね。戦闘ロボットによる代理戦争はますます増えると思いますが、ロボット開発の技術が負けただけで、その国の民が敵の支配下になる。

中村　それってゲームと現実がアベコベになったような感じですね。

池谷　従来型の戦争では、人が死んだり、家屋が破壊されたり、実害が大きい。だからこそ戦争に意味があるのかもしれませんが、そのダメージは戦敗国はもちろん、戦勝国にとっても大きいものです。自然環境も破壊しますから、人にも地球にも優しくない。だから「戦争は悪い」と私たちは聞かされてきました。ロボット同士の戦争では誰も血を流さないわけですから、この基準では「戦争は悪」と言い切れなくなってしまう。

中村　これまで戦争では「これ以上戦いを続けたらウチの民が滅びちゃう」という時点で、どちらかが白旗を掲げるわけだよね。

池谷　ロボット兵士の代理戦争となると、どういう基準で白旗を掲げるか判断がつきません。機材不足でしょうか。

中村　となると、エンドレスに続くスポーツみたいに、いつまで経ってもロボット戦争が終わらない可能性もあるのか。でも人間が誰も傷つかないのだったら、そっちのほうが平和的とも言えるな。

人工知能に奪われる人間の仕事

池谷　二〇一三年にオックスフォード大学の人工知能研究者マイケル・A・オズボーン准《じゅん》教授らが『雇用の未来』という衝撃的な論文を発表しました[109]。この論文によると、これから二十年以内に、調査した七百二種の仕事のうち約半分が人工知能に取って代わられるというのです。

中村　ひえ〜。人類の半分が失業しちゃうのか。

池谷　論文によると、メンタルヘルス・カウンセラーは「なくならない仕事」の上から数えて第二十五位、仕事がなくなる可能性は〇・四八パーセントです（ちなみになくなる仕事の上位は、「図書館の技術者」「貨物運送の代理店」など）。リハビリテーション・カウンセラーは第四十七位、〇・九四パーセントでした。ところが一五年に「サイエンス」に発表された総説では、カウンセラーですら人間がやる必要はなくなる可能性が指摘されています。[110]

中村　えっ、オズボーン博士の見立てよりもずっと悲観的な予測があるんですか。

池谷　たとえば、カウンセリングを受けに来たら、受付で「今日のカウンセラーは生身の人間にしますか、それとも人工知能にしますか」と訊《き》かれます。すると人工知能を選ぶ人がもう既にいるというのです。なぜなら、人工知能カウンセラーはイライラしないから。診療中に貧乏ゆすりをしない。時計をチラチラ見たりしない。こちらの話にいつまでも真剣に耳を傾けてくれる。

中村　カウンセリングは重労働ですから、長時間臨床をしていたら精神科医も消耗します。その点、人工知能だったら、一時間だろうが二時間だろうが疲れもしないのか。

池谷　人工知能ですので、医者とちがって時間的にも空間的にも物理制約がありません。同時に多数を診ることができます。そして一番の利点は、人間のカウンセラーと異なり、所詮《しょせん》はロボットですから、恥ずかしいプライベートなことでさえ心置きなく打ち明けられることです。

中村　なるほど。家に帰ってから家族に「今日こんな患者が来てさー」と愚痴ったり、居酒屋でポロッと秘密を漏らしたりしない。しかも、前回しゃべったことを全部記憶していて、患者の癖や性格を把握できる。最適解をアドバイスしてくれる。

池谷　人間の医者には肉体的な疲れもあります。人間である以上、どうしてもパーフェクトな対応は無理です。患者を前に言うべきではない本音が、顔色も含め、どこかでポロリと出てしまうこともあります。とくに精神疾患の患者さんには医師のそうした細微な言動が気になる人も少なくない。そうした方は相手のちょっとした表情の変化も見逃しません。人工知能のカウンセラーならばそうした無意識レベルのミスを最小限に減らすことができるし、患者の胸の裡《うち》をスムーズに引き出すことができる。すでに精神科医のなかには「人工知能カウンセラーのほうが治療効果は高いだろう」と考えている人もいるくらいです。現時点ではまだそこまでのレベルには至っていませんが、でも日常生活で困ったことについて参考程度に相談したいというレベル、つまり「家庭の医学」を拡張したレベルのものならば、すぐにでも実現可能です。

中村　「奥さんとか旦那《だんな》は人間よりも人工知能のほうがいい」なんていう人も今後増えるかもしれません。人工知能相手ならイラッとされることもない。ツンデレがいいとか、超ドSのパートナーがいいとか、人によって好みは違うけど。

池谷　相手の好みがわかっていれば、そこに人工知能を最適化することはそれほど難しいことではないでしょうね。これが人間だと、パートナーの性格を作り直すのは、とんでもなく大変。

中村　だったら再婚したほうが時間の節約になる。

池谷　親子の関係も同じですよね。最適な言葉をかけてくれる人工知能のパートナーが、子どものころからそばに寄り添って教育し、一人の人間を立派な大人に育てていく。あるいは逆に、ただただ気持ちいい言葉かけだけをして、闘争や対立や競争といった概念のない人間に育てる。あれ、議論がなんか変な方向に行っているような……。

中村　それは良くないような気がする。ストレスって悪い側面ばかりじゃなくて、やっぱり人間には必要ですよ。

池谷　ストレスにうまく適応できるようになることは、成長のプロセスです。マイナスの要素をプラスに変えて、糧《かて》にできる。これは脳の特質です。ですから「カウンセリングのときに一番心地良い言葉をかけてくれる」イコール「良いカウンセラー」とは必ずしも言えませんね。大学の先生のなかには、学生を教えることよりも、むしろ叱ることを人工知能に担当させたいといっている人もいます。教授はなぐさめる仕事をする。

　これまでの私たちは、芸術の創作活動やクリエイティブな仕事、あるいは悩み相談のような仕事は「人間らしさ」の一環だと信じてきました。でも、それらの仕事も、どうやら人工知能が担えることがわかりつつあります。平たく言うと、人間は「人間らしさ」を誤解しているのです。これまでは私たちは「チンパンジーにできないが人間にはできること」=「人間らしい能力」だと考えてきたんですよ。

中村　なるほど。サル目線で人間らしさを判断してきたこと自体が間違いだったかもしれないんだ。今は人工知能と比較しないと。

池谷　今ごろになって、別の視点から人間を見直すと、意外な仕事がロボットでもできてしまうことを知って驚いているわけです。ですから最近、余計に「人間らしさとは何だろう」と考える機会が増えました。「謝罪すること」は人工知能で代替可能だろうか、とか。もしかすると「ついイライラしてしまう」とか、「ちょっとした言葉にムッとする」とか、「面倒くさがる」といった負の要素は、「人間らしさ」の一部として残るのかもしれません。

AIを生かすも殺すも人間次第

中村　「イラッとする」「ムッとする」という、人間のイヤ〜な部分が「人間らしさ」として残される可能性があるのか……。逆に言えば、人工知能にはどの程度の感情があるのでしょうかね。

池谷　重要なポイントですね。私にもよくわからないのです。そもそも「感情」って一体何でしょう。自分の感情は本物だと思いますか。

中村　そう言われると返答に窮する。感情とは何なのか。自分ではよくわかっているつもりなのに、改めて考え始めると、急に摑《つか》みどころのないものに豹変《ひょうへん》する。

池谷　先ほどの宇宙の生命体とも似た構図がここでも浮かび上がってきます。人工知能が感情をもっていたとしても、私たちはその様態を「感情」として認識できない可能性があります。同じように、ロボットに「意識」があるのかという問いにも、人類は答えを出せないでいるのです[111,112]。神経細胞がネットワークを作ると心が発生するわけですが、では、世界中のコンピュータがつながったネットワークであるインターネットには心は宿るのでしょうか。わかりません。もしかしたらインターネットは既に心を持っているのに、人間はその心の存在を認知できないだけかもしれないのです。

中村　イヌのロボットがうれしいと感じたときはランプで光るようにしたり、ネコのロボットがうれしいと感じたときには「ニャ〜」と鳴くようにする。これって完全に人間の都合で設定しただけであって、ロボットが本当にうれしいと感じているわけではありません。

池谷　まさにそこですよね。ロボットに感情があるのかどうかは人間には識別できません。そもそもロボットにとって感情とは一体何かが、人間には定義できないのです。

中村　映画『２００１年宇宙の旅』やウィル・スミス主演の『アイ、ロボット』みたいに、人工知能が人間に殺意をもって攻撃を仕掛けてくる可能性はあるんでしょうか。

池谷　「人間は敵だ」という教育をすれば、人工知能も殺意をもつはずです。もちろん、その殺意は人間の感情の表面的な模倣の範囲を超えるものではないですが。コンピュータの内部処理は「０」と「１」のデジタル信号の組み合わせでしかありません。コンピュータに対して、その記号に対応したシニフィエ、つまり「意味」を教えていくのは人間の仕事です。

かつてマイクロソフトが開発した人工知能「Tay」（テイ）をＳＮＳで稼働《かどう》したところ、たちまちとんでもない暴言を吐き始めたので停止されました。[113]

中村　あったあった。「クソフェミニストは地獄で焼かれて死んじまえ」とか「ヒトラーは正しかった。ユダヤ人は憎たらしい」とかヤバいことをツイッターに投稿して炎上してましたね。

池谷　これは「Tay」への教育の仕方が不適切だっただけのことです。中国でも人工知能がネット上で共産党政権に毒舌を吐くようになって政府から指導が入る前に緊急停止したというニュースが話題になりました。[114] こうしたことは人間に似ています。子どもに粗野な言葉や品のない映像が飛び交うテレビ番組ばかり見せていたら、ヘンな言動癖をもった子に育っても不思議ではありません。教え方によっては、人工知能も人間に殺意をもつことがあると私は思います。

中村　「こういう人間は排除しなければいけない」という教育システムを組めば、人工知能が人間を攻撃対象と見なして殺そうとすることはありうる。

池谷　人工知能がＳＮＳやメールで「死ね、死ね、死ね」と書き続けたせいで、自殺しちゃう中高生だって出てくるかもしれません。人間に同じことをされて、悩んで死んでしまう子がいるわけですから、人工知能が発信者でも充分にありえる話です。となれば、これはもう殺人ロボットです。結局のところ、人類の敵は、人工知能ではなく、人工知能を悪用する可能性のある人間なんですよ。

中村　ＳＦ作家のアイザック・アシモフはその昔「ロボット工学三原則」を定義しました。[115]「ロボットは人間に危害を加えてはならない」「人間の命令に服従」。そのうえで「ロボットは自分を守る」だったかな。自爆を禁止しているっていう。

池谷　最近では、日本の研究者が「ロボット法学会」の設立準備を進めています。慶應義塾大学の新保《しんぽ》史生《ふみお》教授は「ロボット工学三原則」に替わる「ロボット法　新８原則」を提唱しました。[116]

①　人間第一
②　命令服従
③　秘密保持
④　利用制限
⑤　安全保護
⑥　公開・透明性
⑦　個人参加
⑧　責任

の八点です。

中村　「人間に逆らうんじゃねえぞ」という方向性は、アシモフと変わらないのか。

池谷　要は奴隷《どれい》ですよね。アシモフの考え方より、もうちょっとロボットの「人権」を尊重するような表現に変わってはいますが。

中村　私はロボットに感情や人格があるとはどうしても思えません。理不尽な個人的苛立《いらだ》ちも含めて、怒ったり悲しんだりするからこそ人格なのだと思う。

池谷　倫理的に難しい問題でも、まったく悩まずに正しい答えを瞬《またた》く間に出すでしょう。そうした瞬発性にも、人間は違和感を覚えるものです。

中村　葛藤《かっとう》や溜《た》めがあるからいいわけで。

池谷　悩むプロセスは人間らしさのあらわれです。即断即決で答えを出す人は、人間でも冷徹な感じがします。時に冷酷な答えを出すにしても、苦悶《くもん》した末に「あの従業員はクビにする」と決断する。まったく悩まずに決断したら温かい心の作用を感じません。人工知能に「悩む」というプロセスをつけたり、少なくとも「悩んだフリをする」機能をつければ、ちょっとは人間らしく見えるかもしれませんけどね。

中村　人工知能が悩んだり、人間の葛藤に共感しているように見えたとしても、それはあくまでもフリでしかない。でも、よく考えたら、これは人間同士についても同じことか。相手の共感が真の共感かは確かめようがない。

池谷　人工知能の研究がおもしろいのは、その高度な性能だけではなくて、その発展によって、人間が当たり前だと思ってきたヒトの所作を、本当に当然の前提としてよいのかと、ヒトのあり方そのものに再定義を促すところです。感情とは何なのか、共感とは何なのか、快適さとは何なのか、生《い》き甲斐《がい》とは何なのか、悩みとは何なのか、幸せとは何なのか。人工知能について考えれば考えるほど、哲学的な問いは増えていきます。そうした議論を通じて人間は自分自身をよりよく理解できるわけです。

人工知能に実存の不安はわからない

池谷　おいしいものを食べることに「快」を感じる人もいれば、セックスが大好きな人もいたり、体を動かすことが「快」だと言う人もいます。週末や休暇中にゴルフに出かけるのが生きがいという人もいるわけです。「快」のポイントは人それぞれですが、そんな中で、わりと多くの人が共通して心地良さを感じるのは「わかった」という喜びの感情かもしれません。

中村　だから宗教やスピリチュアルが絶対なくならないのだと思う。世界って不条理ですよね。何も悪いことをしていないのにいきなり病気にかかったり、一生懸命努力しているのに仕事で失敗しちゃう。辻褄《つじつま》が合わなかったり不条理なことが起きたときに、人間は「仕方ないよ」では済ませられません。風水で不条理を説明したり、おかしなことの理由づけを宗教に求めるわけです。こじつけなり人のせいにするなりして、人生に物語が見えないと安心できず困っちゃう。

池谷　人工知能はたぶん物語を必要としませんよね。「人間らしさ」の一つとは、そうした不条理なことにまで何らかのストーリーを求めてしまうことでもあるのかな。

ヒトは生まれついてのストーリー依存症。

中村 人工知能だけでなく、人間以外の動物も物語なんて必要とはしません。「自分は何のために生まれてきたんだろう」なんて考えるのは人間だけです。どこからが人間的であって、どこから先が非人間的な機械の領域なのか。池谷先生のお話をうかがいながら、そこの境界線は「わかっているようでいてわかっていない」ことが見えてきました。

池谷 「わかる」は漢字で「分かる」とも「解る」とも書きます。時計がどうして動いているのか。部品を分解して、どこにゼンマイがついていて針がどう回っていくのかを確かめる。「分解」したり、「分類」すると、人は「わかったような気」になります。「分ける」は理解の一つの形態です。

さきほども申し上げましたように、人工知能のプログラマーでさえ、人工知能の内部の演算原理はわからないと認めている。人類敗北宣言。でも、これは人類の大きな進歩だと私は思うのです。

中村 科学者が自分で作った人工知能のすごさを、科学者自身が「よくわからねえんだよ」とお手上げしちゃった。

池谷 サイエンスの世界は「わかっていること」よりも「わかっていないこと」のほ

うが圧倒的に多いのに、科学者はなかなか素直にその事実を認めようとはしません。なんとなく理解できそうな、つまり解明が容易そうな部分に焦点を絞って探究し、それ以外については思考停止することで、眼前の研究に没頭する。かくいう私も科学者としてはそんなものです。あえてそうしているというより、科学をするためにはそうせざるを得ないといった感じです。その点、人工知能がもつ未知性や不可解性を畏《い》敬《けい》とともに認めた先の科学者は立派ですね。いや、そう認めざるを得ないくらい、人工知能の得体の知れなさは圧巻なのでしょう。

直観を獲得した機械

池谷　人類が事実上敗北宣言してしまった人工知能の「アルファ碁」は、少なくとも表面上は、やっていることは人間みたいなんですよ[117]。直観を使った（ように見える）打ち方もします。

中村　スーパーコンピュータをいっぱいつなげると、「アルファ碁」の読みは速くなりますか。

池谷　ええ。計算が速くなります。一秒間に読むことのできる手が増えますから強くもなります。でも、スーパーコンピュータといっても現時点の計算速度では不十分で、持ち時間内にすべての打ち手を読み切れるわけではありません。というよりも、読めない手のほうがはるかに多いのです。現在最高のスーパーコンピュータを使っても、囲碁の手を計算し尽くすには、百億年の年月があってもまだまだ足りません。仮にビッグバンで宇宙が誕生したと同時に計算を始めたとしても、まだ終わらない。そのくらい囲碁というゲームの手の組み合わせは膨大なのです。

中村　ということは、プロ棋士と同じようにたくさんの打ち手をシミュレーションするけれど、大枠の絞り込みは直観力でやっているわけですか。

池谷　そうです。人工知能がすべての手を読みきったうえで試合をするのであれば、それは強いに決まっていますよね。最良の手を打つことができますから。囲碁にくらべて手数の少ないチェスではすでに、ほぼそれに近いレベルにまで到達しています。人工知能の出す手は、ほぼ正解です。ところが囲碁ではそうはゆきません。スーパーコンピュータであっても打ち手を読み切れないという不完全な状況の中で、どうやらアルファ碁には「直観」と呼べそうな機能が芽生えてきたのです。

中村　人工知能が勘で戦っているってすごい。でもちょっと怖いな。勘って何なんだと。

池谷　人間と同じく全部の手を読みきれていないのに、人間よりも強い。大局観を働かせながら、人工知能が人間に勝ってしまうのです。すると、またもや「人間らしさとは何か」という疑問が生まれてきます。

中村　「女の勘」とか囲碁の大局観とか、そのへんのモヤッとした感覚って「人間らしさ」の象徴だったような気もするけど。

池谷　自分でもよくわからないのに、なぜか答えが出てきてしまう「勘」。よく考えれば、脳の神経活動は化学反応の連鎖ですから、そうした「勘」についても物理的な実体はあるはずです。ですから究極的にはコンピュータ・シミュレーションで再現できてしまうはずです。現時点のコンピュータでは再現することはとても無理だとしても、プロ棋士がもつ「直観」「大局観」という特殊能力を部分的とはいえ模倣するところまで来ている。つまり、こうした勘は「人間らしさ」「ヒトだけの特権」とは言えないことがわかってきた。

　最初プログラマーは「アルファ碁」に人間の打ち手を教えていたんですよ。プロが過去にやった対局の棋譜をひたすら教えていくのです。数え切れないくらいの対局を学習させ、打ち手のパターンを蓄積していく。こうして「アルファ碁」はだんだん上達していくわけです。でも最終的に人間より強くなるためには、人間から習っているだけではだめです。

中村　あっ、そうか。そういう勉強の仕方じゃ、いつまで経っても師匠である人間を超えられないわけだ。

池谷　そこでソフトウェア同士を戦わせることにしたのです。

中村　メチャクチャ強い人工知能同士が、何百万局もありえないトレーニングを積んでいく。そりゃ強くなるわけだ。そういえば「アルファ碁」と世界最強棋士の戦いでは、「定石では絶対ありえないものすごい打ち手で局面を変えた」とニュースになっていたっけ。プロが誰も思いつかない斬新《ざんしん》な一手を、人工知能が考え出しちゃった。

池谷　人工知能は人間を相手にするのではなく、人工知能をライバルにすることによって、一千万回近い試行を繰り返して、とうとう人間を凌駕《りょうが》したのです。一方で、この人工知能の学習プロセスは人工知能の限界、つまりヒトの脳のスゴさも同時に浮き彫りにしているのがわかりますか？

中村　愚かさでなく、スゴさ？

池谷　そうなのです。だって人間は一千万局も対戦できませんよ。連日のように対局しているプロでもせいぜい一生で一万局が限界でしょう。つまり、ヒトは数千局を交えただけで、もう十分に強くなるのです。人工知能は数千局では無理です。アマチュアにも勝てません。一方、ヒトは成長が早いのが特徴です。非常に少数の経験で十分に強くなる。しかも、必ずしも自分よりも強い人と対局する必要はありません。弱い人と戦っても、成長することができる。対局後に反芻《はんすう》しつつ脳内試行する「自省」、それから不要だと思われる情報を特に強い根拠もなく切り捨てられるある種の「潔《いさぎよ》さ」、この辺りにヒトの脳の特徴、つまり「人間らしさ」のヒントが隠されているように思います。

「アンドロイドは電気羊とセックスするのか」

中村　「芸術性を発揮する分野では、人工知能は人間にはかなわない」と言われてきましたが、人工知能がオランダの画家レンブラントの作画をまねた「新作」を描いたのが話題になったことがありました。[118]人工知能が星新一っぽい小説を書いちゃったり。そんなことされたら、私たち作家は失業しちゃうけど。

池谷　今どきの人工知能は文章や絵画はもちろん、上手に作曲もしますよね。[119]でも、そこで私は気づきました。人間が心地良いと感じるメロディラインや和音、和声進行にはもともと一定のパターンがあります。

中村　楽理や和声学という学問があるくらいだもんね。

池谷　そう。人工知能は「こういうパターンで曲を作れば人間は喜んでくれる」と学習して、それに沿って機械的に音符を置いているだけです。

中村　そこには作曲者としての熱い芸術魂などはないと。

池谷　まさに。ただ、それはヒトからの一方的な見方だという指摘もあります。人工知能から見れば、逆に「本当の芸術はもっとバラエティ豊かで幅広い世界なのに、人間ときたらなんと了見が狭い。このパターンしか気持ち良いと感じられないのか。気の毒に」なんて。

中村　人工知能には心がないから「バカにする」という感情はないかもしれないけど、「人間は単純だな」「その単純な脳にはこういう曲を作ればもう十分だ」と見下して曲を提供している。

池谷　だからといって、人工知能が独自に考える「最高の芸術」を人間に提供したとしても、私たちには「音楽」ではなく、単なるノイズにしか聴こえないかもしれません。

一六年七月の「ネイチャー」に載った論文に、おもしろい話が紹介されていました。文明社会から完全に隔絶され、道路も電気も通っていない田舎村がボリビアのアマゾン川流域にあります。そこに住むチマネ族に、不協和音を聴かせたところ、彼らはそれをまったく不快とは感じませんでした。[120]

中村　黒板を爪《つめ》で引っかいたような音を出しても、「日常生活にはないおもしろい音楽だ」くらいに受け止めちゃう。

池谷　そこまで生理的に不快な音までは論文で確かめられてはいませんでしたが、少なくとも西洋音楽でいう不快な不協和音は、彼らには協和音とおなじくらい「心地よく響く音」に感じられたのです。同じボリビア内でも、都市部に近づくにしたがって不協和音は不快に感じるのだそうです。これで答えは明らかですね。なぜ私たちが「協和音は美しい」と感じるのか。それは小さなころから西洋音楽のスタイルの和音に浸って育ってきたからです。

中村　「ドミソの協和音は美しい」という常識がボリビアの山奥で見事にひっくり返って、音楽家は今ごろガーン！　とショックを受けているだろうな。協和音が美しいのは普遍的な真理じゃなくて、後天的に植えつけられたただの感覚だったのか。

池谷　ということは、人工知能が新曲を作曲し始めたらおもしろいことが起こると思いませんか。人工知能が作った曲を聴いて「何だよ、こんなの音楽じゃない！」と感じるのは、あくまでも西洋型の楽理に慣れ親しんできた私たちの感覚です。人工知能が作る音楽ばかりを聴いて育った人には、新しい芸術性や価値観が生まれるかもしれません。西洋音楽でいう「前衛音楽」ですら及びもしない、まったく新しい音楽が誕生するかもしれないのです。

中村　人工知能が進化すればするほど、これまでわりとファジーに生きてきた人間のいい加減さがあぶり出されるなあ。人間の認知について人間自身がいかに真剣に考えてこなかったかがよくわかる。そのうち人工知能風水や人工知能占い、人工知能教祖や人工知能霊能者による新興宗教が誕生したりして。人工知能界のバーチャル宗教。

池谷　人工知能が「神」に近づくにつれて、どっちが「主」でどっちが「従」なのかわからなくなり、「オマエは一体誰なのだ」という問いをドーンと突きつけられそうです。

中村　パスカルは「人間は考える葦《あし》だ」なんて言ったわけだけど、自分たちが作り出した人工知能の進化に焦《あせ》って、ああでもないこうでもないと思考を巡らせるのが人間か。

池谷　そうして哲学的な問題を改めて提起するのが人工知能のもつ一つの側面だとしたら、まったく逆に、非常に低俗なことにも付き合ってくれる可能性だってあるわけです。ロボットには一切価値のない人間同士のバカ話や会話の脱線も、人工知能がサポートしてくれるかもしれません。おしゃべりが停滞しがちな人のために会話の輪に加わってくれたり、初対面の男女がうまくお付き合いできるようにサポートマシンとして気《き》を利かせて立ち回ってくれる。

中村　沈黙が生まれたらすぐ合いの手を入れたり、音楽や照明や演出で盛り上げてくれる。疲れてソファーで寝ちゃったときには、ロボットが毛布をかけてくれたりして。

池谷　機械が人間のようになることを恐れる人がいますが、私は逆で、人間が機械のようになってしまうことのほうがよほど恐ろしいと思っています。そういう意味で、機械が人間に近寄ってきてくれることのほうが、私にとっては心理的ハードルが低いのです。

中村　人間と人工知能がイコールの存在になることはどうやらなさそうだけど、両者がうまくつきあっていけばおもしろい未来が待っていそうだな。バーチャル体力がありすぎる人工知能にセックスを一日六千回シミュレーションさせたら、超うまくなったりして。

池谷　海千山千の百戦錬磨。

中村　あ、それだと人工知能同士の交わりだから、人間に適用したときにイイかどうかはわからないか（笑）

第三章　脳はかくも因果なもの

シャブ中のネズミを治す

中村　かつて「医療用大麻解禁」を公約に掲げて選挙に出馬した元女優が、石垣島で大麻をやって逮捕されました。そもそも大麻とは別に「医療用大麻」という別の健康的な薬物があるわけじゃないんですよね。

池谷　大麻なら合法も非合法も成分としては同じですね。大麻はダウナー系の薬物でして、その意味ではお酒と似ています。気分としてはフワフワとした感覚で気持ちよくなります。オランダやカナダ、アメリカの一部の州などでは合法的に扱われていて、とくにオランダでは街中のカフェで普通に嗜《たしな》むことができます。慣れていない人には、ごくわずかな量で効きますから注意が必要です。

中村　大麻は副作用が少ないそうですね。鎮痛作用とか、痙攣《けいれん》を抑える作用もあるのだとか。

池谷　精神的な依存性はお酒と同じくらいですが、身体的依存性、つまり手のふるえや下痢や離脱症状などの禁断症候は比較的少ないですね。ちなみに、大麻は食欲を亢《こう》進《しん》させるので、常用者は太っている方が多いのです。

中村　大麻を吸うと食べ物がおいしくなると言うよね。だからダイエットには向いてないと。

池谷　覚醒剤《かくせいざい》は大麻とは反対で痩《や》せていきます。大麻に比べて、覚醒剤ははるかに危険です。こうした薬に手を出すと、脳の回路が変性して、もう一生治りません。再犯率が六五パーセント近くもあるのです。[121] しかも、この数値は「再び捕まった人」の割合ですから、水面下での再犯率はもっと高いでしょう。

中村　あとでものすごいフラッシュバックにやられるといいます。

池谷　もちろん、なかには社会復帰のできた意志の強い人はいます。ですが、「もう二度と手を出さない」と誓って、再犯しない人でも、脳の中で変性した神経回路は一生戻らないのです。覚醒剤に手を出したら、脳回路に永遠に痕跡《こんせき》が残る。これは気合いとか根性でどうにかなるようなものではありません。覚醒剤とはそれくらい恐ろしい薬物なのです。

中村　脳の回路が破壊されるというのは、要するに、一度覚醒剤を吸っただけで報酬系のシステムが変わっちゃうんですか。

池谷　報酬系つまりドーパミン系神経回路がシナプスのレベルで変化してしまいます。[122-124]
最近では、ネズミの実験でなんとか薬物依存を治す方法が見つかりつつあります。[125、126]

中村　シャブ中のネズミを医学の力で治療できるんですか。それは朗報だ。

池谷　シナプスレベルで報酬系を書き換え、過去にネズミが薬物中毒になった記憶を消してしまうのです。この実験が進めば、覚醒剤中毒の治療に役立つかもしれません。

カジノとギャンブル依存症

中村　それができるのだったら、買い物依存症やギャンブル依存症の報酬系システムも書き換えられるということですよね。

池谷　ええ、その可能性は原理的にはありえますね。

中村　となると、私みたいな、元買い物依存症人間にとっても朗報だなあ。

池谷　個人のレベルではこうした依存症は治療したほうがよいですね。ただ、これが社会レベルになると考え方が難しいところです。社会全体として、どちらがプラスに働くのか。さすがに薬物依存症患者はなくしたほうがよいですが、一般的な意味で買い物やギャンブルが好きな人は社会貢献している側面もありますよね。社会にキャッシュフローができて、国としても税収が増えるとも言えるからです。

中村　二〇一八年七月、カジノ法が成立しました。日本にカジノができたら、ギャンブル依存症の人が増えると思いますか。

池谷　カジノ依存症になる人は出てくるでしょうね。どっちが国民全体、あるいは国家として、社会として得なのか。カジノに興味がない人にとっては、合法的に税収が増えるのはありがたい話です。ギャンブルを禁止すると、違法カジノを取り締まるために多額の国家予算が消費されますが、公的にカジノを認可すれば、お金の動きが出費から収入へと逆に流れます。税収が増えるわけです。

中村　でもカジノ依存症になって生活が破綻《はたん》して、生活保護を受ける人が増えるかもしれませんよね。

池谷　結局のところ、依存症の生活保護などケアにかかる金額と、カジノによって獲得できる金額の比較。つまり、社会全体の利益、社会全体の幸福度、それから個々の民の納得度を総合して、どちらがプラスかという話になりますよね。

これに似た話は、医薬品の開発にもあります。「医療経済」という言い方がありまして、新薬が出たときには、その社会的効果が計算されます。新しい薬を認可することによって、何人の人がどのくらい得するのか。薬の保険カバーによる社会保障費の増額はいくらか。病人が救済されることによる社会利益はどれほどか。薬の副作用による社会的損失はどれほどか。なんと人の命や障害や生活の質を「お金」に換算する計算式まであるのです。

中村　人生を金に換える公式があるんだ。

池谷　露骨な世界です。そうした複式的な計算がなされたうえで、総合的に新薬の価値が決まります。

中村　だから難病患者向けの新薬はなかなか開発されないのか。たとえ効果があるとしても、患者数が少なすぎたらペイしませんものね。

池谷　まさに。こうした問題が常態化したために、日本政府は、患者数が少ない疾患の良薬を開発した企業に損失が出ないように、希少疾患の薬に高値を付けるという特別システムを設置しています。

中村　それはよいシステムですね。

池谷　ええ、希少疾患の薬は現在、かつてないほどの開発ブームとなり、以前ならば諦《あきら》めざるを得なかった珍しい難病にかかった患者が救われるようになったのは事実です。陽のあたりにくい領域に救いの手が差し伸べられるのは歓迎すべきです。ただ良いことばかりではありません。裏には問題もあるのです。希少疾患の創薬は未開拓な領域だったために、製薬企業にとっては競合相手が少ない美味《おい》しい市場です。しかも公的な制度で保護されているから儲《もう》かる。過去五年間に世界で承認された新薬の四〇パーセントが希少疾患の治療薬なのですよ。つまり、製薬企業の開発の力点がそちらの方向に移ったために、他の分野の創薬が手薄になってしまったのです。[127] アルツハイマー病やパーキンソン病などの老年性神経変性疾患の新薬なんてわずか三パーセントですよ。こんなに困っている人が多いにもかかわらずです。

中村　患者数が多くて、より社会的影響の大きい疾患の治療薬の開発が遅れてしまうのは大きな問題ですね。

池谷　さらに問題なのは、希少疾患治療薬の優遇制度を狡猾《こうかつ》に利用した例も出てきているのです。本当は広範な疾患に有効なのに、まず患者の数が少ない希少疾患に適用することで高価な「薬価」を国に確約させ、その後、一気に適用疾患を拡大するのです。もちろん薬価は見直されて下がるのですが、見直しまでの時間差を利用して、ボロ儲けするという戦略です。

中村　製薬会社は人のための薬を作っているといえども、営利目的の株式企業だから、それは当然のことだと。

池谷　ルールに則《のっと》っていますから違法ではありません。でも、悶々《もんもん》とした気分にさせられます。カジノに話題を戻しますと、こうした医療経済と同じことで、日本政府も、カジノの社会効果と経済効果を、もちろん国際的な視点までを包括的に含めて、ある程度は試算しているとは思うのですが。

中村　社会全体として経済効果がプラスになっても、カジノ依存症から脱却したくても抜け出せず苦しむ人は必ず出ます。そういう個人の苦しみを放置していいのか、という人道的な問題もありますよね。

池谷　おっしゃるとおりです。この点もまた薬と同じで、副作用がある薬は良薬かという問題があります。とても良い新薬ができたとして、副作用で苦しむ人が千人に一人出るとしましょう。それでも新薬を出すべきなのでしょうか。仮に運悪く自分にその副作用が現れて苦しんだとしても、「ほかの九百九十九人が助かるのなら私の命は差し上げます」と言えるかどうか。

中村　なるほど。それは難しい問題だ。

池谷　カジノについては、もう一つ考えなければいけないポイントがあります。新たにギャンブル依存症になる人がどの程度増えるのでしょう。

中村　パチンコや競馬にハマっている人なんていくらでもいますし、宝くじだってギャンブルですからね。カジノが日本にできようができまいが、すでにギャンブル依存症の人はたくさんいるわけだ。

池谷　そうそう。「ギャンブル依存症が増えるのはケシカラン！」と言ってカジノに反対しているだけでは説得力が弱いのです。私たちはあまり気づいていませんが、日本は世界でもまれにみるギャンブル大国で、パチンコや競馬などにハマるギャンブル依存症の方が国民の三〇パーセント近くいると言われています。当人が自覚していない場合も多いです。カジノを公認したところで、この数値自体が増えるのか、あるいはすでに依存症の方がカジノに流れていくのかは、慎重に見守る必要があります。

中村　私は日本にカジノができても行きません。パチンコですらまったく興味がないですから。ギャンブル依存症の人は、すでに朝から晩までパチンコをやっているんじゃないですか。カジノに反対する人は、まずパチンコや競馬を日本から撲滅したほうがいいような気がする。

池谷　ギャンブル業界には複雑な利権の絡《から》む難しい問題があるのかもしれません。ともあれ、薬物依存症やギャンブル依存症が、別の方向に向かえば健全なのですけどね。毎週末ゴルフに行かなければ気が済まないとか、スポーツジムで汗を流さなければ気が済まないとかいうのも、一種の依存症なんですよ。

中村　ワーカホリックも依存症ですよね。シャブ中は社会の役に立たないけど、働き者は会社や組織のために役立つし、キャッシュフローも増やしてくれます。依存症患者の脳をワーカホリック脳に書き換えられないものですかね。私は働くのが大嫌いだけど。

池谷　あはは（笑）。私はどちらかといえばワーカホリックですかね。ただ、これは社会生産性の話にとどまらず、過労死や就業時間規則の問題も絡みますから、別の課題が出てきますね。「本人がもっと働きたいと言っているのだからいいじゃないか」という単純な話では済まないのが難しいところです。

買い物依存症と「アマ中」

中村　買い物依存症の人にとっては、ネットショッピングはかなり危険です。高額なブランド物をネットでバンバン買う人はさすがにほとんどいないにしても、お手頃価格だからといってネットショッピングでカートにガンガン商品を入れちゃえますからね。アマゾンなんてクリック一つで何でも買えちゃう。あれってまったく現実感がない買い物です。

池谷　購買しているという実感が少ない。店舗内を歩いて商品を探す必要はありませんし、決済も登録してあるクレジットカードから自動で引き落としができますから、財布から自分のお金やカードを出している物理的な感覚もありません。おどろくほど身体性が希薄です。

中村　買い物をするハードルがとんでもなく低い時代になりました。「アマ中」（アマゾン中毒）という言葉もあるのだとか。「アマゾンダッシュボタン」なんてものまで登場しました。キッチンタイマーみたいに小さな器械がアマゾンから実質タダでもらえて、そのボタンを押すとジュースやお茶やオムツなど日用品をワンクリックで注文できるそうです。

池谷　私は長らくネット上では楽天派だったんですけど、アマゾンプライムの会員になってからはアマゾンにすっかり変わっています。年会費四千九百円を払えば、最短で一時間くらいで商品が届くのです。あの便利さと迅速さを一度経験すると、「アマ中」になるのも理解できなくはないです。

中村　コンタクトレンズをアマゾンで注文できたらラクなんだけどな。いちいち眼科に出かけて通り一遍の診察を受けて、店舗でコンタクトを買うのが面倒くさくて。

池谷　コンタクトレンズや薬やタバコは、法律が絡みますから、ネットショッピングで完全な自由販売を実現するのは、現時点では難しいでしょうね。多重注文で自宅に溜《た》め込むことを避ける意味でも、完全自由化までの道程は長そうです。

中村　医療用大麻が合法化されて、アマゾンダッシュボタンで買えるようになったら歓迎する（笑）。私の場合、アマゾンではＤＶＤと本、楽天では服や小物と使い分けています。

池谷　ケーキや野菜など消費期限の短い生鮮食品の取り扱いはネット販売では少ないですけど、お酒やスナック菓子ならばいくらでも買えます。米やトイレットペーパーやオムツなどのように大型で持ち運びが大変なものは、ネットショッピングを利用するのが便利ですよね。買い物依存症の血をくすぐるのは痛しかゆしですけど、ネットショッピングはとにかく便利です。ヒトの脳は、身体性が剝奪《はくだつ》されると、つい衝動が先走り、買いすぎる傾向がありますが、もしかしたら新世代の人類の脳は、身体性の希薄さを当然の前提とすることで、これを新たな基準として、その範囲内で上手に買い物をできるようになるのかもしれませんね。

我慢が成功を約束する

中村　オムツといえば、二人のお子さんの脳の発達具合はその後いかがですか。

池谷　当初の私の思惑とちがって、少し知識先行の子に育っているような。幼稚園や保育園でいろいろ習ってくるのですよ。まだ三歳なのに、国旗や国の名前を百個覚えてきたり、二桁《けた》の繰り上がりのある足し算や引き算もやったりしますよ。

中村　えーっ、三歳の子が繰り上がりの計算なんて勉強しているんですか。

池谷　信じられませんよね。私が園の先生だったら、きっと教えません。もちろん絶対にダメだとは言いませんが、三歳児には三歳児ならではの、他にやらなければいけないことがあるような気がします。ただ、娘は勉強を楽しんではいるんですよ。だからご家庭によっては「なんで三歳児にそんなことを教えるのか」という反応ではなくて、「あら、ウチの子はこんなにできちゃうのね」と素直に嬉《うれ》しく感じる親もいると思います。そして親が喜んでいれば、子ども側も楽しくなるものです。その意味では知識の詰め込みも一概に悪いことだとは言いません。ただ私にはちょっと違和感があるのです。

中村　早期教育で三歳児の計算能力を急に成長させると、マイナスになることはあると思いますか。

池谷　うーん、正確にはわかりませんね。もしかしたらプラスにもマイナスにもならないかもしれません。たとえば、東大生は四月生まれと三月生まれでほぼ同数です。

つまり早期教育の効果は限定的だと言えますよね。だって三月生まれは、四月生まれの児童と同等の学習カリキュラムを、一年早くから開始していることになるわけですから。ですから早期教育は良くもないし、悪くもないという言い方もできます。二桁の足し算なんて、小学校に入れば、どのみち習いますよね。だったら三、四歳のうちは、たとえば自己制御力、つまり自ら熟慮する力や、自ら我慢する力を養ってほしいと、私は思っています。我慢する力は大事ですよ。「マシュマロテスト」を聞いたことはありますか？

中村　いえ、初耳です。

池谷　目の前にマシュマロが一個あって、食べずに十五分我慢すればもう一個もらえる。それだけのテストです[128]。何もない部屋で一人で我慢させると、三歳児は食べちゃうのですが、四歳児になると合格する子が出てきます。おもしろいことに四歳でマシュマロテストに合格したかどうかで、大人になったあとの人生の質が全然違うのです。

中村　ええっ!?

池谷　出世率[129]や肥満率[130]が違うのですよ。

中村　食欲を我慢できない子は、ご飯やオヤツを食べすぎるのが生活習慣化したまま大人になっちゃう。

池谷　アメリカにはSAT（Scholastic Assessment Test）という、日本でいうセンター試験のような共通テストがあります。この点数も、マシュマロテストを耐えられた子は平均二百十点も高い得点を叩《たた》き出《だ》すのです[131]（二千四百点満点）。

中村　忍耐力がある子とそうでない子は、明らかに成績が変わってくる。その結果が出世や年収にあらわれるわけですね。

池谷　「勉強しないで遊んでばかりいたらあとで大変なことになる。だから今は我慢しよう」と自分で気づいて自制できるかどうか。四歳児の段階で自制心が養われていれば、のちのち大きな差が出てくるのです。私はこうした自己統制力や対応力を早期教育するほうが、計算能力や丸暗記などの知識そのものよりも大事だと思うのです。目の前に大好物のごちそうがあったら、誰だって食べたくなりますよね。そこを我慢するのは、その子の性格というよりも、ちょっとしたテクニックです。「マシュマロを見たら食べたくなっちゃう。だから見えないように机の下に隠しておこう」とかね。こうした知恵を自発的に思いついて行動に移せば、無理せず自然と自制心を働かせることができます。

中村　マシュマロテストをクイズやナゾナゾみたいな遊びと混ぜて使っていけば、行動パターンの型を作っていけそうです。

池谷　そうそう。こういうことこそ、三歳児や四歳児に教えるべきものです。やみくもに我慢することはほぼ無意味です。むしろ「我慢には利点がある」ことを理解させるのです。これが理解できれば決して難しいことではない。ちなみにマシュマロテストは子ども向けの発達心理学テストとしては、最も成功したものの一つと言われています。

中村　我慢する力は三歳、四歳くらいまでに身につけなければ手遅れなんですか。

池谷　もちろん大人になってからでも、我慢の方法は覚えられます。とはいえ「三つ子の魂百まで」ということなんでしょうね。三、四歳児の段階で、我慢の仕方をきちんと教えてもらえた子は強い。なにしろ人間は生まれてから三歳までの間に、生まれ持った神経細胞の七割を殺してしまいます。[132]この脳のリストラの敢行システムは相当すごいです。

中村　つまり、三歳までの間に必要な三割だけを厳選して残す。

池谷　おそらくそうだろうと私は捉《とら》えています。いずれにしても人生の最初の三年間に、脳に劇的な変化が起こっていることは間違いありません。

人生は退屈との戦い

池谷　我慢に関するおもしろい論文があります。[133]「あなたは何もしなくてもいいですよ」と告げ、真っ白い壁に囲まれた、何もない無音の部屋に十五分間入ってもらいます。

中村　それはつらそうだ。

池谷　参加者は皆、「あんなことはもう絶対やりたくない」と答えます。刺激がまったくない部屋に十五分間放置されることに、人は耐えられません。退屈は拷問《ごうもん》です。続いて、その部屋に刺激装置を置いておくとどうでしょう。ボタンを押すと、自分の手首にビビビッと電気ショックが流れるのです。

中村　罰ゲームみたい。痛いんですよね。

池谷　ええ、痛いです。普通に生活しているときには、そんな痛い思いはしたくありません。参加者にアンケートをすると「お金をもらってでもボタンを押したくない」と答えています。ところが、無刺激部屋に放置されると、なんと刺激装置のボタンを押してしまうのです。しかも一回ではありません。十五分部屋にこもっているうちに、平均で二・五回くらい押すという結果が出ました。三回、四回とボタンを押す人はざらにいます。

中村　つまり、人間は何もしないくらいだったら、苦痛を味わったほうがマシだということですか。

池谷　そういうことですよね。退屈は人間にとって、電気ショック以上の苦痛なのです。

中村　リストカットする人は「痛くて血が流れているときに、初めて生きている実感を得られる」なんて言います。ほかにも実感を得られる方法は絶対あると思いますけど。生きているのが苦しいというより、生きているのが退屈でたまらないのかもしれません。食べるものには困らない。特に悩みもない。学校でいじめられているわけでもない。親も甘い。すべて満たされている。すると、真っ白な部屋の中にいる人が電気ショックのボタンを押してしまうみたいに、手首を切ってしまうのかもしれません。

池谷　幸せの条件とは何かですよね。

中村　人間って不思議ですよね。ネズミは同じ部屋に十五分閉じこめられたとしても、電気ショックでビリビリされるボタンなんて絶対何回も押さないでしょう？

池谷　私たちが試したところ、ネズミも退屈にさせると、苦痛刺激を選ぶことがわかりました。[134]

中村　へえ、意外だ。ネズミは退屈しているほうがマシだと思った。ネコなんて何時間でも寝っ転がっているし。

池谷　同じネズミでも、ハツカネズミのようにもともと運動量の多い小型のネズミは退屈を嫌うのですが、ドブネズミのように大型でおっとりしたネズミは比較的退屈に耐えられるようです。この意味でいえば、人間は大型の哺乳類《ほにゅうるい》のなかでは特殊な生き物ですね。生物としては、おっとりしていない部類に入る。

中村　人間はときに破滅願望に突き動かされるほど刺激に飢えている。私が買い物依存症だったころ、モノを買っているときはすごく楽しかったんですよ。でもお金を払う段になると、当然ハラハラするわけです。あれはつらくて苦しかったけど、たぶん楽しかったんだとも思う。

池谷　買い物依存症は自傷癖と似ている。

中村　そうです。ハラハラドキドキしながら、カードの引き落とし日までになんとかお金をかき集めて、支払いをクリアしたときの達成感ったらハンパない。帳尻《ちょうじり》が合っただけで、何も達成してないんだけど。「やったー！　私勝ったわ！」とか一人で喜んでる。

池谷　自分で自分に勝った気になれる。

中村　そうそう。何かを達成したとか、何かをやり遂げた感覚がほかになかったから、きっと私はものすごく退屈していたのだと思う。私の買い物依存症が一番ひどかったころって、ライトノベルの作家だった時期なんですよ。本がたくさん売れていたからお金はいっぱいあるし、時間を自由に使えるから、仕事をサボって遊びに行ったってかまわない。しめきりが明日なのに、編集者から逃げて姿をくらますみたいなことを日常的にやっていたわけです。きっとすごく退屈していたのでしょうね。

池谷　現実逃避のほうが、自分への報酬価値が高かった。

中村　原稿を書く仕事は苦しいし、しめきりに追われるプレッシャーもあります。ストーリーが浮かばなかったら、何日も悶々とするわけです。創作にまつわる刺激はいろいろあるのですが、「だから何？」と退屈しているところがありました。

池谷　たとえ創造的な仕事でも、ルーティンのように感じちゃったら退屈なのでしょうね。

中村　生みの苦しみすらもルーティンになって「まあ、なんとかなるべ」と思っちゃう。だから私はものすごく痛い目に遭いたくて、バカみたいに買い物していたのだと思います。でも買い物依存症のときのヒリヒリした刺激にすら、人間はどんどん慣れていくものです。クレジットカードの引き落としがまずくなってくると、ますます刺激ジャンキーになっちゃう。

池谷　脳が危険信号の刺激に慣れてくるんですよね。危険信号のベースラインは、直近の過去を参考にして決めていきます。たとえば、手に負荷をかけるとき、急に重たくなると気づくのですが、ゆっくりと重たくしていくと気づきません。[135]カナダの作家マーガレット・アトウッドも「徐々に熱くなる浴槽に浸《つ》かっていたら気づかぬうちに茹《ゆ》だって死ぬ」と書いています。[136]

中村　私の場合も、買い物をする金額がだんだん上がっていったからなあ。

動物にも〝抽象〟がわかる

池谷　ネズミに正方形と長方形の画像を見せて、長方形を選んだときにだけエサをあげるようにします。するとネズミは長方形が好きになるのです。その先がおもしろいんですよ。先ほど正方形との比較に使った普通の長方形と、もっと細長い長方形を出したら、ネズミはどっちを選ぶと思いますか。

中村　細長いほうかな。

池谷　ご名答。どうしてだと思います？

中村　「デフォルメされたもの＝エサ」と発想するからかな。

池谷　そうです。「長方形っぽさ」の理解ですね。長方形がひとたび頭の中でエサにリンクされると、ネズミはより長方形の形をしたものが好きになる。[137]ここがおもしろいところです。いわば「長方形性」という抽象概念を獲得したわけです。私は現代絵画や抽象画を見たときに「美しい」と感じる秘密も、このあたりにあると考えています。

中村　美しい風景や美しい女の人を抽象的にデフォルメしたときに、ヒトはシンプルな絵よりも美しいと感じるのか。前に動物学者の本を読んだときに、先ほどのネズミの例に似た話が書いてありました。ひな鳥は尖《とが》ったくちばしの親鳥からエサをもらいます。親鳥のくちばしよりもっと長くて尖ったものを見ると、ひな鳥はものすごく興奮するそうです。エサをもらえるとは限らないのに、デフォルメに反応してしまう。

池谷　それは「超自然刺激」と呼ばれます。[138]自然界には絶対にありえないのに生理的にフィットするポイントがある。つまり動物の脳も抽象性に反応するのです。

中村　おかあさんのくちばしが好きなんじゃなくて、尖っているものが好きになる。

池谷　これと似た話があります。「性淘汰《せいとうた》」という言葉はご存知ですか。

中村　いえ、初めて聞きました。

池谷　自然淘汰には大雑把に二種類あって、その環境において物理的に生存に適した生物、あるいは戦いに強い者が生き残る法則があります。これは「適者生存」という言葉で有名ですよね。でも、これだけでは進化論はかなり危うい。実は、もう一つ、交尾が成功しやすい個体が子孫を残すという重要な傾向を忘れてはいけません。

中村　異性から「こいつとセックスしたい」と思われる魅力的な動物がより繁栄する。

池谷　そういう個体には「戦いに強い」とか「厳しい自然にフィットしている」といった条件は必須《ひっす》な要件とはなりません。クジャクの羽って、なんであんなに大きくなったのでしょうね。あれはどう考えても不便です。

中村　メチャメチャ派手な羽をもつクジャクは、メスじゃなくてオスでしたよね。

池谷　華麗な紋様をまとった巨大な羽を広げるオスに、メスは惹《ひ》かれる。そうした特徴が顕著な雄性クジャクほどメスから選ばれて、その遺伝子が子孫にも広がっていく。だからその特徴が助長されてゆきます。奇妙な形をした生き物って、みんなこれと同じ法則で生き延びているのです。それは一種の「余裕」だとも言えます。

中村　「こんなにも生存に適していない奇抜な格好をしているけれど、それでも十分に生きていけるくらいオレには余力があるんだ」という見栄《みえ》っ張りなアピールか。

池谷 キリンやゾウもおそらく性淘汰を勝ち残ってきたのでしょう。あの長い首や鼻は生存に有利だったのではなく、「背が高くてカッコいい」「鼻が長くてカッコいい」とメスに好かれたからではないでしょうか。

中村 キリンのメスの間で「首が長いオスはカッコいい」という共通認識が生まれたんだ。「あのオス、イケてるわね」「イケ首、モテ首ね」みたいな。

池谷 あんなに長い首は、自然淘汰によっては絶対生まれません。動物学では「ハンディキャップ理論」と言います[139]。いかにも生きにくい体形は、実は男としての余裕を表わす。不都合な体は生命力を代弁しているのです。

中村 不利な身体であればあるほど、「それでも生きていられる」という強さのメッセージになる。そんなオスにメスはコロッと騙《だま》されちゃう。

池谷 羽が大きいクジャクは飛びにくく、襲われたときに素早くは逃げられません。命を落とす可能性が高まる。しかしモテる。その利点が生存の不利さを上回る場合に性淘汰が利《き》いてきます。

中村 余裕がある方がモテるのか。

池谷 人間の世界でも似ていますよね。力強い人や背が高い人はモテますが、一方で、金銭的に余裕がある人もモテませんか。いくら札束を持っていても、いざストリートファイトで喧嘩《けんか》して勝てるわけではありません。でも年収が高いほど浮気が多いというデータがありますから、[70]確かに金は異性を惹きつけます。これに似て、自然界には異性に人気のあるものが子孫を残しやすいという確固たる原理があります。

中村　クジャクの羽みたいなある種の奇形、他よりも目立つ奇異なオスは、メスから特別な存在だと思われるのか。

池谷　鼻が異様に長く、耳が異様に大きなゾウは、生物界では一種の「奇形」です。見ようによっては無様で不気味です。

中村　お金や高級車は豊かさの象徴だし、クジャクの羽みたいなものかもしれないな。

池谷　そう、クジャクも人間も同じなのです。デフォルメされたもの、無意味に過剰なものに生き物は「美」を感じるのでしょう。性淘汰が成立しているということは、先のネズミの「長方形性」のように、脳が抽象性に反応できる能力を発達させている証拠でもあります。

〝逸脱〟が美人の条件

中村　美容整形の先生から聞いたんですけど、目鼻立ちの黄金律は数値的にはあるそうです。でも、その黄金律のとおりの顔を作っても、美人だと思われないというんですよ。もちろんすごく整った顔をしているんだけど、美人だということが気づかれない。だから、ちょっとバランスを崩してあげたほうがいいのだそうです。目をちょっと大きくしたり、顔をちょっと丸くしてあげたときに、初めて人が「あっ、この人はきれいだな」「かわいいな」と気づいてくれる。

池谷　黄金律どおりの美顔は地味すぎるのですか。

中村　どこか逸脱していたほうが美人に見える。ただし、鼻がでかすぎるとブスの部類に入っちゃったりと、バランスの取り方が難しいようですが。逸脱するべきポイントは、目なのだそうです。目が大きいという特徴は幼児性に関わってきますしね。子ネコや子イヌは目が大きいですし、人間の子どもも目が大きい。すると大人は保護本能や愛着心をかき立てられるわけです。目が大きいと「この子をかわいがりたい」と思うということは、人間に「子育て脳」みたいなものがあるのでしょうか。

池谷　あると思[140]いますよ。人間の脳にとっては、目のサイズは赤ちゃんの魅力の指標の一つですからね。ちなみに、他の動物にとって目は、基本的には脅威の象徴です。進化の過程で目ができたときから、他者を「見る」ことができると同時に、自分も「見られ」ます。つまり、目の誕生は、他者から虎視《こし》眈々《たんたん》と狙《ねら》われる可能性を気にかける必要が生じることを意味します。生物がこれほど多様になった原動力の一つは、目による攻撃と防御という軍拡競争の側面が強いのです。[141] 今でも動物たちは目が合うのを嫌いますよね。

中村　あっ、そうか。「動物とはやたらと目を合わせるな」と言いますもんね。

池谷　サルと目を合わせたら、ケンカを売っていると見なされて攻撃されます。ネコも目を合わせるのを嫌っています。人間と目を合わせて喜ぶと知られている動物は、イヌだけですね。[142]

中村　イヌ同士で目が合うと「なんだこいつは」とケンカになりますけど、飼い主と目が合ってかわいがられるとうれしそうにします。

池谷　これが狼《おおかみ》との決定的な違いです。狼はヒトと目が合ったら戦闘開始状態になります。

中村　人間の場合、男女の目がピタッと合うとドキドキします。[143]「今、私たち目が合っちゃったよね……」と喜ぶ。こういう動物はほかにいません。

池谷　「ベラドンナ」って植物はご存知ですか？

中村　瞳《ひとみ》を大きく見せる薬ですよね。

池谷　そうそう。ベラドンナの葉や根には、散瞳《さんどう》の薬効成分が入っています。ちなみに「ベラドンナ（belladonna）」とはイタリア語で「美女」という意味です。

中村　昔からベラドンナは目を大きく見せるために使われていたんですか。

池谷　そうです。日本人はもともと目が黒いのでベラドンナはあまり意味をなしませんが、青い目の人は黒目が小さく、かつての西欧ではコンプレックスの一因でした。ベラドンナを使った目薬を差すと、瞳孔がバーッと広がってお目目がパッチリする。中世の女性は、その状態でパーティに出かけていました。

中村　瞳孔を無理やり開いて大丈夫なんでしょうか。

池谷　今でも眼底検査に使いますから、とくに健康上の問題はなかったでしょう。ただし、これを目に差すとメチャメチャ光が眩《まぶ》しく感じられます。

中村　そうでしょうねえ。

池谷　中世はパーティといってもロウソクくらいしか照明がありませんでしたから、瞳孔が開いていても大丈夫だったのかもしれません。

中村　私もコンタクトレンズをつけて黒目をデカくしています。女子高生だと、私どころじゃなく黒目がデカくなっている子もいますけど。あれを一回つけ始めると、自分でもデカ目がデフォルトになっちゃうんですよ。家に帰ってきてからコンタクトレンズをはずして鏡を見ると、自分の顔じゃないみたいです。

池谷　よい時の理想の自分を「本当の自分」としたいものですよね。やはり黒目の大きさの違いでそんなに印象が変わりますか。

中村　うん。黒目が元に戻るとすっごいブスになっちゃう。

池谷　白目が見えるのは人間の特徴ですし、黒目はよけい目立ちます。

中村　そう言われてみれば、ほかの動物は外側からあまり白目が見えないな。なんで人間は白目が多いのでしょうかね。

池谷　その理由はよくわかっていません。いちおう「人間は目でコミュニケーションを取るから、相手に感情や視線が伝わるように白目が見えるようになっている」なんていう説明はあります[144]。実際、白目は感情のメッセージになっているという実験データはあります[145]。人間以外の動物は、相手にやたらと敵意を示さないためにもできるだけ目を合わせたくない。見ていることがバレないためにも、視点のありかを不明瞭《ふめいりょう》にするよう、防御手段として白目が見えない作りになっているのかもしれません。

家中にカネを隠す母

中村　ちょっと話は変わりますけど、うちの母がボケてまして。

池谷　以前もおっしゃっていましたね。あれから様子はいかがですか。

中村　会うたびにボケが進化してて。最近の母は、家中にお金を隠すらしいんです。

池谷　ご自身でお金を隠しているんですか。

中村　本当に隠すんです。財布の中に五万円が入っていたら「これは誰かに取られたらいかん」と思うらしいんです。だから財布から三万円を抜いて、ゴミ箱の底とかヘンなところに隠してしまう。自分でお金を隠したことを忘れて、あとで出かけるときに財布を見たら二万円しか入っていない。三万円は自分が隠したくせして「こんなに少ないはずがない。お金を取られた」と思うのです。

池谷　ひょっとして、うさぎさんのお父様が犯人にされてしまっている？

中村　そう。父は「私の財布から金盗んだでしょ？」と言われるのに慣れているので「いや、おまえが隠したんだよ」と言うわけです。「そんなバカな。私が家の中で自分のお金を隠すわけないでしょ！」と怒りながら二人で家中を探して、お金が出てくるときもあれば出てこないときもあります。お金が見つかったときに父が「ほら、出てきたじゃないか」と言うと「あなた、なんでここにあるってわかったの？　あなたが隠したからでしょ？」みたいな。認知症の初期段階の人は、たいていお金を隠すのだそうです。

池谷　猜疑《さいぎ》心《しん》に駆られての言動ですね。リスが食糧を隠すのとは違った行動様式です。

中村　人が認知症になると、社会性とか客観性がだんだん失われていきます。常識的に自分をジャッジする理性が失われたり、記憶が剝《は》がれ落ちると、本能的な爬虫類《はちゅうるい》脳になっちゃうのかもしれませんね。

池谷　私たちの判断や意思決定の根拠の多くは、自分自身の経験や過去の記憶です。ですから記憶がなくなると、もはや何を信じてよいかがわからない状態になり、ひいては猜疑心が強まります。

中村　認知症になった私の母には、根源的な人間の本性が出てきているのかもしれない。社会性とか客観性云々《うんぬん》というのは、所詮《しょせん》は後付けの説明です。生きるのに必死だった人間は、原始時代に食糧とかいろいろなものをあちこちに隠していたのではないでしょうか。家の中でお金を隠すという行為は、原始時代の名残なのかもしれない。

池谷　お母さんが「お金を隠そう」と思い至った過程がおもしろいと思いました。お母さんは「大切だから隠さなきゃいけない」と思っているわけですよね。だったら財布を肌身離さず身につけていてもいいはずです。全額を隠すのではなく、一部だけ隠すところも興味深い。

中村　そうそう。全部じゃなくて一部をどこかに隠すんですよ。

池谷　危険を分散したかったのだとすると、お母様は危機管理をしっかりなされているとも言えますよね。人間はリスクの分散化を昔からやってきました。動物もそうです。エサを隠すときに、一カ所ないし特定の場所にまとめて格納すると、誰かに見つかってしまったらその動物は餓死するしかありません。ただ、うさぎさんのお話を伺いながら、リスクの分散化とは別の観点でおもしろいと思ったことがあるんですよ。

中村　どんなところですか。

池谷　お母さんは隠したことを忘れちゃっているのに、手持ちのお金がもっと多かったことは覚えているわけですよね。

中村　「おかしい。もっと入っていたはずだ」と思うらしいです。

池谷　記憶の底には階層性があります。あるところの記憶は残っているけれど、あるところの記憶が抜け落ちているから、矛盾に気づく。以前の記憶がまったく残っていなければ「財布の中に二万円しかないなんておかしい」とさえ思いません。金額の矛盾に気づくということは、おぼろげながら記憶がどこかに残っている証拠です。あとは「失敗は他人のせい」という、いわゆる自己奉仕バイアス[146]と呼ばれる心理傾向が、滑稽《こっけい》なほどストレートに出ているのですね。

中村　普通だったら「私がどこかに置き忘れたのかもしれない」「買い物で使っちゃ

ったんじゃないか」と自分ツッコミを入れるところですけど、母の場合それがまったくないのです。もともと自分ツッコミが乏しい人ではあったのですが、このところさらになくなって、都合の悪いことは他人のせいにするようになりました。自分が間違っていないことを証明するために、悪いことは全部他人のせいにしてしまう。最近、母は他罰傾向が顕著になってきました。

人格と記憶

中村　父が言うには、お金を隠して回っているときの記憶がなくなっているだけではなく、母の人格が変わっているというのです。多重人格みたいなもので、夜中にムクッと起きてお金を隠しに行く。翌朝になると、自分の行動を覚えていない。

池谷　夢遊病の症状に近いですね。

中村　これは父の勝手な推測ですが、泥棒に入られた夢か何かを見る。それで夜中にムクッと起きて「これはいかん」とお金を隠し、安心して寝る。次の日に財布を開けたときには、お金を隠したときの人格Aとは別の人格Bになってしまっている。「私はいつも財布に五万円は入れている。買い物にも行っていないのに、なんで二万円しか入っていないのよ」と怒り出す。

池谷　複数の人格を想定すると、お母様の症状をうまく説明できそうですね。

中村　時間によって人格のスイッチが切り替わっているのかもしれません。

池谷　いわゆる多重人格に似た症状は「解離性人格障害」と呼ばれます。[147] 記憶障害の一種です。

中村　解離性人格障害のような症状が出て人格が変わってしまったから、お金をどこかに隠した記憶が抜け落ちているのか。あるいは、脳の中で別人格の記憶が形成されているのか……。

池谷　順序としては、一般的には、記憶ができない、あるいは思い出せないから「人格」が変わってしまうんですよ。

中村　ああ、そっちが先なんだ。

池谷　記憶障害が起きて特定の記憶が抜け落ちると、残った情報に辻褄《つじつま》を合わせるように別の人を演じるようになります。その場その場で辻褄を合わせながら、人格Aなり人格Bなりを演じます。

中村　つまり、人格とは記憶の連続の中に生じるわけですか。

池谷　ズバリ。おっしゃるとおりです。

中村　母の人格が変わったように見えるのは、ボケによる記憶障害が起きたせいだったのか。

池谷　今残っている、あるいは今アクセスできる記憶のピースに基づく新たな人格が出てくるわけです。

中村　「お金を隠したヤツがいる」と騒いでいるときの母は、より素に近い自分が出ているのかもしれませんね。

池谷　人格Aと人格Bのどっちが「素」なのか、本当は決められませんが、限られた部分情報に基づきながら自然に判断をしている人格だとは言えます。私自身も家族と一緒にいるときには、今うさぎさんと対談しているときのようなしゃべり方をしているわけではありません。家族といるときには家族と共に育《はぐく》んできた記憶があります。そうした家族と共有している過去の記憶に基づいて「家族の一員たる自分」を演じているのです。それを無意識のうちにやっているわけです。そういう意味では、誰でも皆どこかに多重人格的なところがあるんですよ。いや、それができないと社会でやっていけない。

中村　記憶障害ではない私たちは、丁寧な言葉や親しい間柄だけで通じる言葉を使い分けながら、一つの自我が一貫している。外面《そとづら》はいい顔をするけど、家に帰ったら家族にわがままや本音を言っちゃうことなんて、よくありますしね。

池谷　うさぎさんのお母様のように、夜中に目が覚めたときの人格が違うというのは、脳の観点から見れば、それほど不思議な話ではないのです。私たちも寝ぼけているときには、ちょっと人格がねじれていますよね。夢を見ているときの人格そのままの続きで話をされたら、まわりの人が「この人はこんな性格だったかしら」と首を傾《かし》げてしまう。たとえば、お母様の認知症の症状って、良いときと悪いときで波がありませんか。認知症の症状の程度には大きな波があるのです。

中村　父によるとそうみたいです。

池谷　悪いほうに落ちたときの性格と、良いほうに上がったときの性格はほとんど別人のはずです。状態によっては、本能むき出しで「大切なものは絶対人に知られない場所に隠しておきたい」という強欲な性格が出てくることもあるかもしれません。

中村　母がウチに電話をかけてきて、「お父さんが私のお金を盗む」と訴えるんですけど、私も事情を知っているから、「そんなはずないでしょ」と言うしかない。母の作話に話を合わせるわけにはいきませんしね。

池谷　話を合わせてみるのも、ときにはいいと思います。うさぎさんが話を合わせてくれたことは記憶に残らないかもしれないが、お年寄りにとっては自分の主張を周囲に認めてもらえないことがストレスになるのです。自分を否定されてストレスがかかると、認知症にも影響するかもしれません。

中村　そうなんだ。だったら「お父さんはひどいことをするね。絶対見つからない隠し場所を一緒に探そうか」くらいに相槌《あいづち》を打ってみてもいいのか。

池谷　話を合わせるのは、うさぎさんにとってはストレスでしょうけど、ときには「お母さんが言うことは間違ってるよ」と否定しないことも大切です。

中村　ここで私が話を合わせたら、父が悪者ということで永遠に話が固まっちゃうような気がしていました。でも「お父さんはひどいねえ」と私が相槌を打ったら、安心してそのこと自体を忘れちゃうかもしれないんだ。

認知症とカプグラ症候群

池谷　海馬は記憶を大脳皮質に刻むための調整役をしています。どの記憶にアクセスするべきかというのは、どうやら前頭葉から記憶の貯蔵庫に逆向きに情報が流れるようです。[148]おそらく、この情報の流れがうまくいかなくなると、記憶を適切に思い出せません。記憶は適切なときに適切な内容を思い出す必要があります。適時性と適用性のどちらか一方が欠けたら、もう記憶は役には立ちません。ど忘れは記憶想起における適時性の欠如の一例ですね。

中村　「高校時代にこんなことがあったよね」と旧友から指摘されて、初めて当時を思い出すなんてことがありますよね。

池谷　今のお母様の症状は、それと似ています。記憶の痕跡《こんせき》自体はあっても、どの情報を読み出すかのスイッチが機能していないために、多重人格のような症状が現れる。こんなふうに認知症の症状を見ていると、私たちにとって当たり前なことが、実は「記憶」が生み出したものであることに気づきます。その人の性格だけでなく、たとえば、時間なんかもそうです。認知症の人からは、時間という概念がほぼ消えている。初診の患者に認知症が疑われた場合の問診は「今日は何月何日ですか」と訊《き》くことです。時間の概念が消えると、過去の記憶と今起きていることの辻褄が合わなくなってしまいます。

中村　子どもの頃の記憶はあるのに、それが過去のことなのか数年前のことなのか、今のことなのかわからなくて混乱してしまう。今日が何月何日なのかわからないから、自分が結婚していたことも忘れちゃう。ウチの母の場合、夫がいることすら忘れるときがあるみたいですけど。

池谷　自分の年齢がわからなくなって、「まだ嫁入り前なの」と少女に戻ることもあるのですよ。[149]

中村　「カプグラ症候群」でしたっけ。[150]夫なり家族なりの顔だとは認識しているんだけど、目の前にいる人＝顔が似た他人だと思って、親愛の情がまったく湧《わ》かない。

池谷　そうです。ときには「ウチの夫の真似《まね》をするのはやめてよ」と言って、本当の夫を責めてしまいます。

中村　ということは、ウチの母親はカプグラ症候群の逆バージョンなのか。近所の人に「ウチに知らない男の人がいてね〜。あの人誰なのかしら」と言っているので。ダンナの顔は忘れちゃっても、親愛の情だけは残っている。

池谷　「親近性（ファミリアリティ）」と言うんですけど、道で誰かとすれ違ったときに「あの人とどこかで会ったことがある気がする」と思うことがありますよね。名前が全然出てこないんだけど、前に楽しい会話をしたような気がする、という親近感です。[151]

中村　そういうことはよくあります。私なんて郷ひろみを見かけたとき、「誰だかわからないけど見覚えあるから知人だろう」と思ってしまって、知り合いでも何でもないのに挨拶《あいさつ》しちゃいましたよ。テレビでさんざん見てたから勝手に親近感を持ってたんですね。母が父の顔を忘れちゃっても、父への親愛の情は失われない。ボケにそういう症状があるというのは、ちょっとうれしい話だなあ。我が両親ながら微笑《ほほえ》ましい。症状が反対だったら嫌だけど。

父に「あなたがお金を盗んだんでしょ」と濡《ぬ》れ衣《ぎぬ》を着せてヒステリーを起こすのは困ったもんだけど、かといって父に対する憎悪《ぞうお》が募っているわけでもない。親近性が残っているのだとすれば、ある種の甘えなのかもしれませんね。

池谷　夫婦ゲンカのような犬も喰わない口論って、他人とは絶対しないものですし。

中村　そうか。辻褄が合わないと思ったとき、一番近くにいる人のせいにして八つ当たりするということは、父への親愛の情の一つとも言えるのか。赤の他人に「おまえが私のお金を取ったんだろう」と八つ当たりはしませんからね。

池谷　ずいぶんとお辛《つら》いでしょうけれど、お父様は、お母様からそれだけ愛情を受けているという言い方が正しいでしょうね。

中村　人間が加齢にしたがっていろいろなものを失っていく中で、長年連れ添ったダンナがいいヤツだという認識はまだ失われていないのか。ちょっと心が和みました。

シャコには過去も未来もない

中村　母は自分がどこにいるのかよくわかっていない様子なんですよ。東京に来たときにはホテルに泊まってもらうのですが、「なんで私はこんなところにいるの？　今すぐ家に帰る」なんて言います。「いやいや、家に帰るって、あなたの家は大阪でしょ。家に帰ろうと思ったら新幹線に乗らなきゃいけないんだよ」と私が言うと、「東京にどうして来てるの」と言うのです。「さっき新幹線に乗って来たじゃん」と言っても、新幹線に乗ったこと自体を覚えていない。時間の認識と空間の認識が、失われているのです。

池谷　東京に着いてから何時間もホテルにいるのに、一分前と変わらないんですよね。

中村　そうそう。だから次の瞬間にはパッと「私は今大阪の家にいるんだわ」と思っちゃう。

池谷　そもそも私たち健康な人々は、どうやって時間を認知するのでしょうか。治療のために外科手術で海馬を初めて人為的に除去したヘンリー・モレゾンさん（通称「H・M」）という有名な患者がいます。ヘンリーさんから海馬を切除した時点で時間が止まってしまい、「今年は何年ですか」と訊《たず》ねるといつでも、「一九五三年」と答えるようになってしまいました。[152]手術を受けた年です。

中村　海馬を取ったら時計が止まっちゃったんだ。すごい。ＳＦみたいな話だな。

池谷　まわりの物が変化しなければ時の流れを感じられません。私たちはなぜ時間が流れていると感じるのでしょうか。

中村　記憶があるから。

池谷　そう。世の中の一切のものが変化しなければ、時間の経過はわかりません。「変化」は時間の判断材料です。でも、そもそもなぜ「変化した」と認識できるかと言えば、記憶があるからですよね。過去の状態を記憶し、現在の状況と照合させることができて、初めて変化に気づきます。「さっきより陽が傾いたな」とか「彼はもう退社したかな」と気づくのは、記憶の恩恵です。記憶ができなくなってしまった人は、世界の「変化」を検知することができない。だから、時間が経過したことを感知することができません。

中村　私の場合、母のように記憶力がアヤシくなったとしても時間の経過は感じると思います。なぜなら腹が空《す》くから。

池谷　腹時計というやつですね。夜になれば眠くなるという脳内時計もあります。

中村　私はいつも時間の使い方が不規則でして、寝たり起きたり仕事をしたりしているうちに、今が何時でどうなっているのかよくわからなくなってしまうんです。外で用事がなければ家の中にずっといますし、風景も変わらない。そういうときは腹時計に頼って「うーん、腹が減った。たぶん五時間ぐらい経《た》ったに違いない」なんて考える。

池谷　それは一理ありますね。一方でこう考えることもできます。たとえば、シャコは時間の経過を感じているでしょうか。

中村　シャコって寿司《すし》のネタになる、あのちょっと気持ち悪い見た目の甲殻類ですよね。あれはさすがに時間は感じていないんじゃないかな。

池谷　そうですよね。彼らも、お腹《なか》が空いたらご飯を食べているはずです。

中村　シャコには時間の概念がないから、お腹が空いたときに目の前にいるエサを食べているだけでしょうね。

池谷　そうなんですよ。シャコはおそらく、現在しか生きていない。過去も未来もないはずです。腹時計は確かに空腹という現在の状態を知らせてはくれますが、それが「時間の経過によるものである」と理解できるのは、ヒトが記憶からそうした知識なり情報なりを引っ張り出して「時」を感知しているからではないでしょうか。

時間は脳の幻覚

池谷　私は二〇一三年から、神経科学や言語学、哲学、比較認知科学を組み合わせた共同研究グループ「こころの時間学」と、その後継領域「時間生成学」に加わって、時間の神経科学的研究に取り組んでいます。[153] この学問では「時間とはいったい何なのだろう」「時間とはどうやって生まれるのか」といった哲学的なテーマを科学的に考えています。「脳はどうやって時間を認知するのか」「楽しい時は早く過ぎるのはなぜか」「過去形を使うのは何歳からか」「ヒトと動物の時間の違いは何か」「人工知能に時間の感覚は生じるか」など、課題は山積みです。時間の研究をすることがきっかけで、娘の成長を注意深く観察するようになったのですが、たとえば、ウチの子は明日とあさってを区別できるようになっています。

中村　三歳の段階で過去と現在、未来の区別がついているんですね。

池谷　「明日とあさって」、あるいは「昨日とおととい」が違うことを子どもがどうやって理解するのか。

中村　昨日食べたご飯は覚えていても、おとといのご飯となると、大人でも記憶がアヤシイなあ。

池谷　たしかに（笑）。単に未来や過去という時間の「方向性」でなく、明日とあさってといった時間の「距離感」を識別するためには、何か約束事が必要です。周囲の園児たちを観察しながら気づいたのですが、小さい子はまず曜日を覚えることによって、毎週繰り返される同期的リズムという概念に気づきます。

中村　土日は幼稚園がお休みになる。

池谷　そうそう。月火水木まで来たら、あと二日で幼稚園がお休みだ。今日が木曜日ということは、明日は金曜日で、その次は土曜日。だからあさってはお休みだ。曜日のリズムを反復するうちに、毎日が同等でないことを理解するのです。曜日という社会的約束事があるから、子どもたちは明日とあさっては違うことに気づく。そういう心理発達を辿《たど》ります。

中村　子どものころに私が「アイスクリームを食べたい」と言ったら、親が「明日ね」と言うわけですよ。ところが翌日に「アイスクリームちょうだい」と催促しても「明日ね」と言われたり「誕生日にね」とか「クリスマスにね」とか、いい加減なことを言って親が先延ばしにするのです。「明日」という概念について、私は小さいときに「アイスクリーム買って」「明日ね」というやりとりで覚えた記憶があります。

明日は今ではなく、過去でもないことを、そのとき私は理解しました。

池谷　「明日」は時間相対的な概念ですものね。「一晩寝たら明日になる」とわかるのは三歳くらいからです。ここまではおそらく曜日の概念は不要です。ところが二回寝たら明日とは違う「あさって」だと理解するのは、意外とレベルが高いのです。薄々わかるのが幼稚園、はっきりとわかるのは小学生になってからだと思います。

中村　時間の概念を理解するのは、かなり知的レベルが高いのですね。

池谷　脳にとっては本当に難しい問題です。「時間とは何なのか」という問いは、考えれば考えるほど深みにはまり簡単に答えは出ません。「時間というものは絶対的な存在で、人間の出現とは無関係に物理的に先在するのだ」なんて気軽な断言は、いくら理系バリバリの私でも、自信をもって放つことができません。

中村　みんなアラサーだのアラフォーだのと騒いでいるけど、年齢なんて人間が勝手に作った社会的な合意ですよね。

池谷　年末年始とかいう一年の区切りすら、あまり意味なく思えてくる。時間の感覚なんて、脳の幻覚みたいなもの。

中村　キャバクラで「そろそろお時間ですが延長なさいますか」と言われたときに「私の心理的時間と物理的時間は異なる」なんて言ったら店からつまみ出されるな

(笑)。人間が時間という概念を獲得した、というか発明したのは、たぶん未来予測のためですよね。

池谷 ええ、私もそう思います。

中村 今自分がこれをやったら、この先何か良いことがあるのか。あるいは悪いことが起きるのか予想する。

池谷 時間という概念がなければ、遠い未来に対して事前に準備したり、先手を打ったりすることはできません。

中村 未来を予測するために、人間は時間という概念を必要とした。

池谷 それができたからこそ、厳しい自然に対する人間の適応能力は格段に上がったわけです。クマは冬眠する前にたくさん食べておなかに脂肪を蓄えますけど、人間の備えはああいう予定調和な対策とは違います。アメリカの大統領選では、トランプ大統領が当選しそうになった瞬間、まだ開票作業が進行している最中なのに、株価や為替が変動しました。あれだって時間の概念があるからこそ可能な備え、あるいはリスクヘッジです。先物買いなんて、まだ見ぬ未来に仮想的に価格をつけることですから、動物たちから見たら、とんでもなく奇妙な行動です。

中村 未来予測をしようと思ったら、人間は因果関係という概念を考え抜かざるをえない。でも弱ったことに、世界は必ずしも明確な因果律には支配されていません。不条理なことだっていっぱいあります。その不条理を説明するために、スピリチュアルな世界や宗教が生まれたわけですけど。

池谷　不条理で説明困難なことが起きたときは余計に、過去↓現在↓未来をつなぐ法則性を人間は欲しがるんでしょうね。人間って普段からやたらと統計データを集めたがるところがあります。Aというパターンのときには B という結果が出る。Cというパターンのときには D という結果が出るというように、何でもかんでも分析したがりませんか。

中村　あるある。だから占いがいつまでたってもなくならないんだ。

池谷　どこの居酒屋やレストランに入ろうか街中で悩むときも「こういう店構えや内装の店ではこういう料理が出てくる」みたいな分析を、普段から無意識のうちにしていますよね。これも一種の占いのようなものです。自分が頭の中で作り出した因果関係の法則なんて、幻想であり物語にすぎないのですけれどね。

中村　ギャンブルをやる人って私から見るとアホとしか思えないんだけど、彼らって本当にくだらない験担《げんかつ》ぎをします。勝負のときには赤いパンツをはくとか。あんなものは時間の概念から考えても、因果律から考えても何の意味もないのに。

池谷　その人のこだわりポイントといいますか、いわば何らかのイベントや人生を成功させるための験担ぎのようなルーティン・ワークは、それほど珍しいことではありませんよね。

中村　競馬場に出かけるときは左足から靴を履くとか、朝はバナナを食うとか、そんなものは勝負には何の関係もないのに。験担ぎなんてほとんど呪術《じゅじゅつ》に近いですし、ものすごく原始的な幻想です。脳がせっかくいろいろな概念を発明したのに、人間はその幻想に縛られてがんじがらめになっている。せっかく時間という極めて高度な概念を獲得したのに、その時間の奴隷《どれい》になる現代人は、なぜかくもアホなのでしょうか（笑）

第四章　「あばたもえくぼ」な脳

サルの発達障害

中村　旧ソ連のイワン・パブロフという学者がやった「パブロフのイヌ」という実験がありますよね。ベルを鳴らしたあとエサを与えるようにすると、イヌに条件反射が身について、実際にエサが与えられようが与えられまいが、リンリンと音が鳴った時点でヨダレが出てきてしまう、という。

池谷　「ベルはエサの前触れである」という因果律の理解、つまり時間概念の原型をイヌももっていることの証拠ですよね。

中村　イヌやネコがもてる時間の概念って、その程度が一杯一杯なんですか。

池谷　前後関係のような相対時間までしょうね。人は絶対時間の概念や月や年といった長い単位をもっています。一月二十一日と三月十三日の違い、去年と一六〇三年の違いを認識できるのです。

中村　イヌにとっては毎日が「今日」でしかない。人間とどっちが幸せなんだろうか。

池谷　そこに閉じているという狭い意味では、イヌのほうが幸せかもしれません。毎日が「今日」で、連続性のない日々を送っているのであれば、何が起ころうが絶望しませんから。ただし、そのかわりに未来への希望も持ちません。ワクワクするような高揚感はヒトのほうが強いと思います。長期的な期待や展望という意味ではヒトのほうが幸せかもしれません。

中村　たしかにイヌは「十代最後の一日が今日で終わっちゃう」とか「体が動かなくなる老後が心配だ」と絶望的になったりしませんよね。

池谷　チンパンジーも絶望的な身体障害を抱えても落ちこみません[154]。将来を憂《うれ》えないのです。ただ、サルも場合によってはうつ病にはなりますが[155]。

中村　サルなんて、年中陽気に見えるのに！　そういえば、自閉スペクトラム症のサルもいるそうですね。

池谷　ええ。二〇一六年秋、自閉スペクトラム症のサルが初めて見つかりました[156]。ダウン症のチンパンジーもいます[157]。

中村　アスペルガー症候群や自閉スペクトラム症って発達障害の一つですよね？　ということは、脳にある種の障害をもっているサルが発見されたということ？

池谷　はい。自然界で発症するサルだけでなく、今ではヒトの発達障害の原因遺伝子をサルに人工的に組み込むことで、ほかの個体とうまくコミュニケーションを取ることのできない、自閉スペクトラム症に似たサルを作り出すこともできます[158]。

中村　コミュ障のサルができちゃったんだ。

池谷　ネズミにも同じような遺伝子操作をしたら、やはり挙動が自閉スペクトラム症に似た症状になるという実験もあります[159,160]。社交性が落ちるのです。ただ、ネズミという動物は、ヒトに比べれば、生来的に自閉スペクトラム症の傾向がありますから、これをどう解釈したらよいかは難しいところです。

中村　ネズミはそもそも単独行動が好きで、仲間のことなんて考えていないのかな？

池谷　実は、サルも同じで、あのままの性格と知能レベルで人間になったとしたら、ずいぶんと変わった人ですよ。精神科に行けば、重度の自閉スペクトラム症や言語障害などの発達障害だと診断されます。ネズミはその延長線のずっと先にあります。ネズミの遺伝子改変実験は「ネズミの精神行動の範囲内で、自閉スペクトラム症の重症度をさらに進めたという程度であって、ヒトの自閉スペクトラム症に相当する動物モデルとは認められない」と主張する研究者も少なからずいます。動物愛護の倫理的な点はもちろん、科学的に見ても問題が多いのは事実です[161]。でも、ネズミの実験で興味深いのは、母ネズミが妊娠中に感染症にかかると、生まれた子ネズミの約半数が自閉スペクトラム症っぽくなることです。[162]

中村　えっ、妊娠中のネズミがカゼを引いたりインフルエンザにかかると、自閉スペクトラム症のネズミが生まれちゃうんですか。

池谷　そうなんです。妊婦ネズミがウイルスに感染すると、その仔《こ》が自閉スペクトラム症になる可能性が高まります。[163]

中村　ひょっとして、それは人間にも共通する現象?

池谷　これは、とてもセンシティブな話題で、慎重に考える必要がありますが、たしかにある特定の月生まれの子に自閉スペクトラム症が多いことは、統計的に確認されています。[164]もしかしたら、カゼなどが流行《はや》りやすい時期に妊娠していた母親から生まれた子どもが、自閉スペクトラム症になる割合が多いのかもしれません。実際、妊娠三カ月以内にウイルス感染すると、生まれてきた子どもが自閉スペクトラム症になる危険性は三倍にも高まります。[165]炎症で増えるＩＬ17という生体物質が胎児の脳に作用することが原因だとも言われています。[166,167]

中村　感染症のせいで炎症になると、胎内環境が悪くなってしまう。ということは、おなかの中に胎児がいても、カゼやインフルエンザのときは薬を飲んだほうがいいということですか。

池谷　多くの妊婦さんは、胎児への影響を懸《け》念《ねん》してアルコールやタバコはもちろん、感冒薬を服用することまで控えてしまいます。そのせいで、症状をこじらせやすいのは確かです。ただ原理的にはそうでも、現実的には「躊躇《ちゅうちょ》せず風邪薬を飲みましょう」と安易に推奨できないのが難しいところです。たとえば代表的な解《げ》熱《ねつ》鎮痛薬であるインドメタシンは、妊婦は飲んではいけません[168]。そうした副作用のある薬の印象が強いためか、明確な副作用が認められない薬についても、医師が妊婦に服用を控えるように指示することが多いのです。実際、「妊婦の服薬ＯＫ」と明確に銘打っている薬剤はきわめて少ないのが現状です。妊婦が飲んでも安心だと言い切るためには、大規模な治験が必要ですが、妊婦については、その治験自体がそもそも倫理的に難しいわけです。

中村　言葉は悪いけど、人体実験をやらなきゃわからないわけだ。

池谷　結局はそういうことなのですよ。自分の胎内に宿ったみどり児《ご》を実験台に差し出す妊婦などいませんし、研究者側もそんな実験などしたくはありません。治験の蓄積が乏しいため、妊婦の医薬品開発は遅れぎみです。

中村[169]　妊婦がサリドマイドを飲んで、重度の障害を持った子が生まれた事件がありましたよね。

池谷 世界中に衝撃をもたらしましたね。他にも、抗生物質や睡眠薬やてんかんの薬など、胎児の催奇形性を示す薬物はいくつか知られています。いずれにしても妊婦さんは、普段と違って飲むことのできる薬の種類が少なくなりますので、感染症にかからないように、いつも以上に注意することが必要です。手洗いやうがいをきちんとするだけでも、かなりの予防効果がありますから。

十月生まれは一番長生き

池谷 生まれた季節によってかかりやすさが違う病気はほかにもあります。なんと寿命も違うのですよ。一番長生きできるのは十月生まれの人です。ほかの月に比べて、平均寿命が六カ月ほど長くなります[170]。

中村 ええっ!? マジですか。

池谷 四月や五月生まれは循環器系、心臓系の病気にかかりやすく、八月や九月生まれには喘息《ぜんそく》が多いです[171]。とくに喘息は、生まれた直後の自然環境が関係しています[172]。夏には家ダニが増え、草木の花粉もたくさん飛んでいます。生まれた直後にそういう環境にさらされると、免疫《めんえき》系が感作されて、その人の体質を決めてしまうのです。夏生まれの子どもの喘息は、他の季節生まれの一・六倍にものぼります。

中村　池谷先生は何月生まれでしたっけ。

池谷　残念ながら喘息が多い八月生まれです。ちなみにこれらの罹《り》患《かん》率の傾向は、南半球ではほぼすべて反転します。十月生まれの人は、オーストラリアでは一番短命になります。

中村　そのデータを使って細木数子みたいな占いを新たに作れそうだな。

池谷　あはは（笑）。冬は寒いので人はあまり外出せず、太陽に当たりません。ですからこの時期は妊婦さんのビタミンDが不足しがちです[173]。つまりカルシウム不足になり胎児の発達に影響を及ぼします。ビタミンDが不足すると、生まれてきた子どもは1型糖尿病などの自己免疫疾患になりやすくなります。また精神系の疾患も月差があります。たとえば十月と十一月生まれは、たしかに寿命は長いのですが、一方でADHD（注意欠如・多動性障害）が多いことがわかっています。
胎児の脳が形成される時期に、妊婦さんがどういう環境で暮らし、どんな季節の食材を食したかが、胎児の発達に影響を及ぼすのでしょう。

中村　「秋ナスは嫁に食わすな」というのは案外ホントなのかもしれないな。

池谷　季節ならではの産物を多く食べることは、悪影響もあれば、逆に、発達によい影響を及ぼす場合もあるでしょう。ただ、厳密にどの食べ物のどの成分が原因かというところまでは現時点ではわかっていないことが多く、これからの研究が待たれるところです。

中村　ＡＤＨＤとかアスペルガー症候群、統合失調症といった精神系の疾患は、全部遺伝子レベルで起きるものだと思ってたけど……。

池谷　お父さんとお母さんの遺伝子。加えて、お母さんの胎内環境が主な原因でしょう。もちろん生後のストレスなども関係します。

中村　子どもは何月生まれがベストなんでしょうか。

池谷　子どもは授かっただけでもう大切な宝物ですから、誕生月の選り好みをしては本来はマズイのですが、あえて言えば、平均寿命が長くなりやすい十月や十一月がベストではないでしょうか。

中村　アトピーの有無も、子どもが生まれた季節によって関係ありますか。

池谷　アトピーも、原理的には喘息と同じで、夏生まれに多いようです。今ご紹介した統計は、コロンビア大学のチームが、百八十万人近くの膨大な電子カルテを調べたものです[174]。

中村　すごいなあ。ビッグデータじゃないですか。

池谷　今は患者のデータが電子管理されていますから、こうしたビッグデータの研究が実現可能になっています。この研究チームは、全部で千六百八十八種類の病気について調べています。すると、約三パーセントにあたる五十五の疾患に、生まれた月と統計的な関係があることがわかりました。高血圧や心不全は三月、四月生まれが圧倒的に多い。また、女性が生涯に子どもを産む数を調べると、七月や八月生まれの人は少ないこともわかりました。

中村　なんで夏に生まれた女の子は、子どもをあんまり産まないんだろう？

[175] **池谷**　生涯に排卵可能な卵子の数は、精子とは異なり、生まれた時点で決まっています。これが関係あるのだろうと言われています。ウイルス感染に特に弱いのは、十一月生まれの人です。インフルエンザに毎年のようにかかっている人もいれば、私のように幼少時を除けば、インフルエンザにまったくかからない体質の人もいます。

中村　私は二月生まれだからか、インフルエンザには全然かかりません。

池谷　かかりやすい人は、予防接種を受けるなどの対策をしてもかかってしまうことがあります。私の知人は気の毒なことに、ほぼ毎年A型とB型の計二回もかかるのですよ。

中村　単に免疫系が弱いだけじゃないかっていう。それにしても、電子カルテのビッグデータを調べた統計となると、かなり説得力があるなあ。データはこれからどんどん増える一方でしょうし、電子カルテ占いは他の占いよりもかなり当たりそうですね。昔あった丙午《ひのえうま》の迷信みたいに、特定の生み月を忌避する妊婦さんも出てきそうだけど。

池谷　そうですね。一方で注意しなくてはならないのは、ビッグデータを用いてはじめてわかるようなことは、あくまで確率的な傾向のみです。つまり、十一月生まれでもインフルエンザにかかりにくい人もいるし、二月生まれでもかかりやすい人もいる。必ず例外はたくさんあります。あくまで全体としての統計的な傾向です。

中村　そっか。確実に因果関係がはっきりしていれば、ビッグデータなんて調べなくても、少数の調査からでもすでに明確なはずだ。

池谷　そう。だからビッグデータ解析が進んだとしても、わかることはあくまでも確率論としての傾向のみです。多少科学的な雰囲気は出ていますが、基本的には「占い」的な要素は拭《ぬぐ》えません。この意味で、極論になりますが、迷信や民間信仰のたぐいはなくならないと思います。いや、なくなってしまったら、由緒《ゆいしょ》ある文化までなくなるようで、寂しくもあります。人生を豊かにするのは科学だけではありません。改めてきちんと申し上げなくてはならないのは、遺伝子や先天的因子ですべてが決まるわけではないという点です。後天的な環境要因も大きく影響しますので、生まれ月だけで騒ぎ立てるのは過剰反応です。

ただし、別の観点からはっきり言えることもあります。お子さんをプロスポーツ選手にしたいのであれば、四月生まれがいいでしょう。野球やサッカーのプロ選手の登録者リストを見ると、四月、五月生まれは、二月、三月生まれの倍以上の人数になります。幼い頃の一年の違いは、体格や体力の差としては大きいのです。その頃のコンプレックスがトラウマになり、その後、一生にわたってパフォーマンスに影響するのです。

中村　そうか。早生まれの子と四月生まれの子は学年が一つ違うのに等しいし、成長期の子は体格も運動能力もかなり違いますよね。

池谷　早生まれの子が四月生まれの子にかけっこで負けるのは不思議なことではありません。むしろ当然とも言えます。しかし幼少時にはその理屈がわからないのです。

中村　私も早生まれで運動ができなくて、すごいコンプレックスだったな。四月五月生まれの子は何でもできるのに。

池谷　そうそう。逆に、四月生まれの子は「オレはほかのヤツよりも運動ができるんだぜ」と勘違いし、それで実際に強くなっちゃう。自信が有益に作用するよい例ですね。前向きな精神は大切です。

中村　将来子どもをプロスポーツ選手にしたいとか、高校野球で甲子園に行かせたいと思っている親が、子どもが四月生まれになるよう子作り計画しちゃいそうだな。

池谷　逆にアイドルは早生まれが多いですよね。体格が小さいから周囲に「かわいい、かわいい」と言われて育ち、本人もその気になるのでしょうね。

トキソプラズマと統合失調症

池谷　さっき感染症について説明しながら、トキソプラズマのことを思い出していました。トキソプラズマって聞いたことありますか。

中村　ネコがよくもっている寄生虫ですよね。

池谷　さすがですね。一般的に、生物界において増殖する方法は二つあります。オスとメスが交尾して子孫を増やす「有性生殖」と、一人でどんどん分裂増殖できる「無性生殖」があります。トキソプラズマはなんと両方できるんですよ[176]。自分一人で子孫を増やすこともできますが、オスとメスが交尾して増殖することもできる。一般に、有性生殖のほうがよい。両性のDNAが混ざるので、遺伝子のバラエティが豊かになりますから、種の繁栄や進化には有利なのです。おもしろいのは、トキソプラズマが有性生殖できるのはネコの体内だけなのです。

中村　ネコ以外の生き物に寄生すると、無性生殖になっちゃうんですか？

池谷　はい。トキソプラズマはネズミにもヒトにも寄生しますが、本当の意味での宿主はネコです。人間の場合は筋肉か脳に感染していることが多く、ときには統合失調症の原因になるらしいと言われています。

中村　統合失調症は寄生虫が原因なの？　それは初耳だ！

池谷　統合失調症の患者さんはトキソプラズマの抗体を持っていることが多いのです。[177]抗体があるということは、かつてトキソプラズマに感染したことがある証拠です。おそらく生まれる前です。胎盤を通じて母体からトキソプラズマが胎児に移って脳に届くと、将来、その子が統合失調症になるリスクが高まるというシナリオです。

中村　ということは、妊婦さんがネコを飼うのは危ないってこと？

池谷　最近は、妊婦さんが産科に行くと、「ネコを飼ってますか」と訊《き》かれます。飼っている場合は抗体があるかどうかの検査を勧められます。ネズミにトキソプラズマを感染させた研究があるんですよ。

　ネズミの筋肉にトキソプラズマが感染すると、動きが緩慢になります。意外だったことは、ネズミは本能的に天敵であるネコの匂《にお》いを嫌うはずなのに、トキソプラズマに感染すると嫌いではなくなり、ときには自分からネコの近くに寄っていきます。[178]

中村 ひょっとして、ネズミがトキソプラズマに操られているんですか。

池谷 まさに。トキソプラズマはネコに寄生して有性生殖したい。なんとしてもネコの体内に移動したい。そこでとった作戦は、いま自分が住みついているネズミが、ネコに食べられるように仕向けることです。ネズミにネコ嫌いをやめてもらって、さらにネズミの動作を鈍くし、ネコに捕食される確率を高めている。[179]

中村 そうすれば、めでたくネコの体内に入って有性生殖できると。クェイ兄弟の作品にそういうのがあったな。寄生虫に操られて、自滅的な行動を取るって話。

池谷 どの作品だろう。面白そうですね。そして最近わかってきたのですが、トキソプラズマに感染している人は、人口の三〇パーセントにのぼるようなのです。その人たちは、ちょっと動きが鈍くて、ネコ好きらしい[180]（笑）

中村 あっ、それはウチの夫だ。捨てネコを見つけたら必ず拾ってきて、今じゃ六匹も飼ってる多頭飼いなんですよ。野良《のら》ネコに餌《え》づけまでしちゃうし。

池谷 それはすごい。そういうネコ好きの方は、本人の意志によってネコ派になったというよりも、トキソプラズマに操られた結果、そうなっている可能性があるという仮説が最近出てきているのです[181]。しかも男性のほうが症状が強く出るようです。

中村　ウチの夫は寄生虫に操られていたのか。トキソプラズマはどうやって人間に感染するんですか。

池谷　もし飼いネコから伝染《うつ》ったとしたら、経口感染か、あるいは目や鼻の粘膜を通じて感染した可能性がありますね。

中村　ネコにやたらとキスしたら危険なんだ！

池谷　トキソプラズマはほとんどの哺乳類《ほにゅうるい》に感染しますから、場合によっては食肉からも伝染ります。ただし、大人がトキソプラズマに感染したとしても、実害はほとんどありません。体力が衰えた人では日和見《ひよりみ》感染などで激しい症状が現れることはありますが、健康であれば特段注意する必要はありません。

整形と非言語コミュニケーション

中村　トキソプラズマ以外にも、動物の行動を支配する寄生虫がいますよね。レミングがワーッと川や海に飛びこんで集団自殺するのも、寄生虫のせいだったりして。

池谷　レミングの行動が感染によるという話は聞いたことはありませんが、病原菌や寄生虫のせいで家畜が大量に発病したり、あるいは死んでしまうことはありますね。

ところで細菌はなぜ宿主を殺すと思いますか。

中村 宿主と一緒にいつまでも共存していたほうが良さそうなのにね。

池谷 宿主が死んでしまったら、自分も住めなくなりますから、引っ越さないといけません。宿主を殺すのは病原菌自身にとっても危険を伴いますよね。タイミングよく引っ越し先が見つからなければ自分も滅びてしまうわけですから。結局、生存戦略として、どちらがよいかということなのでしょうね。宿主と共存しつづければ、安泰ですが、爆発的に子孫を増やすことはできません。なぜなら、宿主を殺さない程度にしか、宿主から栄養を奪えないから、利用可能な栄養のリソースに限りが出てしまう。一方、宿主を殺してしまうと、もはや住み続けることはできませんが、死んだ宿主の肉や組織をすべて消化して、自分たちの栄養源にできます。だから細菌は一気に増殖できます。そうして別の宿主に移り住んで、また宿主を殺し、また増殖する。だから、宿主がすぐに見つかって、かつ乗り移るのが容易な場合、殺したほうが種の繁栄に有利。それができなければ、宿主と共に細々と長生きしたほうがよい。菌の毒素の殺傷能力はそうしたバランスのうえで決定されてきたものでしょう。

中村 そういう菌の特性を治療などにうまく生かせないものですかね。

池谷 まさに。それが抗生物質です。ボトックスもそう。もとはボツリヌス毒素だなんてすごいです。なにしろ呼吸を止めちゃう毒ですからね。毒性としてはＶＸやサリン、フグの毒よりも強い、猛毒中の猛毒です。

中村　私が定期的に顔や脇《わき》に打ってきたやつですよね。ボトックスを打てばシワが取れるし、エラが張ったところに打つとエラの筋肉が動かなくなって、顎《あご》がどんどん細くなるんですよ。腹は筋肉じゃなくて脂肪だから、腹にボトックスを打ってもダイエットにはならないけど。脇に打てば汗腺《かんせん》がダウンして、脇汗や多汗症が治ります。

池谷　ボトックスは脇にも使われているのですね。たしかに発汗作用のあるアセチルコリンの効果を遮断しますから、有効な活用法です。

中村　でも脇ボトはすごく痛いです。顔のエラなら一、二カ所に打つだけで済みますが、脇はブツブツブツブツたくさん打たなきゃいけないんで、痛みに弱い人は大変！

池谷　ボトックスの効果はどのくらいもちますか。

中村　三カ月はもちますね。夏の暑い盛りに脇汗が気になる人は、ワンシーズン限定でボトックスを打てばいい。ちなみに脇にボトックスを打つと、背中や腹にやたらと変な汗をかくようになるんですよ。

池谷　それはおもしろい。生理現象としては汗の総量を減らすわけにはいきませんからね。実は汗には二種類あり、エクリン腺とアポクリン腺の二つから出るのです。ボトックスはエクリン腺には効きますが、アポクリン腺からの発汗は遮断されません。アポクリン腺は液量としては少ないのですが、「汗臭さ」の原因になるような汗を出します。うさぎさんの言う「変な汗」の正体はこれかもしれませんね。

中村 おでこのシワを消そうと思ってボトックスを打ち過ぎると、眉毛《まゆげ》が上がらなくなるので表情が乏しくなるんですよ。テレビを見ていると、口はワハハと笑っているのに、目のまわりが強張《こわば》っていて全然笑っているように見えない人がいるでしょ？

池谷 さすが。プロの目から見るとわかるのですね。

中村 口しか笑ってない人を見ると「あ、これはボトックスの笑いだ」みたいな。人間は表情の微妙な変化によって相手を判断するので、せっかくシワがなくなっても、表情を失ってしまったら魅力がなくなっちゃう。整形によって人間的な魅力まで消すもんじゃない。って私が言うなって話だけど。

池谷 アルカイック・スマイルなんて呼ばれた口元だけの微笑は昔からありましたが、現代にはボトックス・スマイルという新しいタイプの業界的な笑顔が蔓延《まんえん》している。

中村 目が笑ってない人って怖いですもんね。ボトックス注射のせいでそういう顔になっているだけなのに、性格が悪いと思われちゃうと損だよね。人間って言語のコミュニケーションだけでなく、表情など非言語的なコミュニケーションから多くの情報を得ているものだから。

第六感は存在するのか

中村　池谷先生は第六感は存在すると思いますか。はっきりと言葉にするのは難しい直感ってありますよね。

池谷　そういう意味での「直感」を含めてよいのでしたら、第六感はあると思います。非言語的な思考プロセスによって、答えが導き出されることはあります。

中村　直感力は脳のどこが司《つかさど》ってるんですか？

池谷　私は大脳基底核と呼ばれる部位だと考えています。[182]

中村　大脳基底核は、過去の体験や統計を集めて未来予測しちゃう部位だっけ？

池谷　コーヒーカップを手で持ち上げるとき、腕や手の多数の筋肉は無意識のうちに作動しますよね。意識しなくとも、何十という筋肉がしかるべきタイミングでほぼ完《かん》壁《ぺき》に動く。こういう複雑な運動計算をやっているのが大脳基底核です。それまでに積み重ねてきた「カップを持つにはどうすべきか」といった統計情報を集大成して安定的に計画実行する。この意味ではうさぎさんのおっしゃるような「未来予測をしている」と言えますね。この非言語的な神経プロセスが、身体を伴わない抽象的な思考に転用されたものが、私の言うところの「直感」です。無意識な並列高速計算処理。これは世間で第六感と呼ばれるものに近い能力だと考えています。

中村　勘の鋭い人っていますよね。あれは体験則から予測を導き出す能力が優れているのか。

池谷　運動神経と同じように、直感にも個人差はあります。優れた勘を持った人は、ちょうどカップを手で持つときのように、言葉ではうまく説明できなくても、スムーズに正解が出てきます。棋士が将棋を指すとき大脳基底核が動いているのですよ。[183]プロとアマを比べると歴然です。

中村　過去の試合の棋譜など、あらゆるデータを総動員しながら、目の前の将棋の勝負で何が起きるか未来予測していく。

池谷　経験を積み重ねた結果、プロ棋士は高スピードかつ高精度で次の一手を指すようになります。直感ですね。

中村　将棋のプロは何手先までも膨大な指し手をシミュレーションしながら対局をしているそうですけど、大脳基底核が瞬時に棋譜を読んでいるんですね。

池谷　大脳基底核の計算はすさまじい速さです。なにしろ、何十という筋肉の動きを一瞬で計算しながら、時速二百キロのテニスのサーブを、相手が苦手なところに正確なリターンで打ち返すことさえできる部位ですから。こんな芸当は現在のロボット技術ではなかなか難しいところです。

中村　ウソを見抜くのが異様にうまい人もいますよね。そういう人って遺伝も関係してるんですか?

池谷　運動神経と同じように、直感力にも遺伝子は関係しているようです。もちろん経験データを集積しなければ直感力は働きませんから、生まれて以後どんな経験を積んできたかが重要なのは明らかですが、遺伝する部分もあります。つまりデータ集積の上手な人という意味ですね。将棋にしてもトランプゲームにしても、同じだけ努力しても上達が速い人と遅い人がいますよね。とはいえ、たとえ習得が遅い人でも繰り返せば必ず上達するという点は指摘しておかねばなりませんが。

中村　「女の勘」とは言っても「男の勘」って言葉は聞いたことない。てことは、女性のほうが直感力が優れてるってことなのかな?

池谷　大脳基底核に男女差があると言われていまして、それが「女の勘」を生んでいると考える学者はいます。[182]

中村　女の人のほうが相手の顔色を見抜く能力が高いのも関係してそう。

池谷　経験的にはそんな気がしますよね。

中村　そもそも、男の人なんて相手の顔をろくろく見ていませんからね。特に女房の顔を見ていない（笑）。「男女の脳に差はない」という平等論がありますけど、私はそうとも言い切れないような気もするな。

池谷　脳の男女差を探せば、違いが見つかることは事実です。ただし、脳の機能は全体としてはほとんど変わらないこともまた事実です[184]。人間の脳、いや動物の脳は、もともと違いに気づくために進化してきたところがありますから、私たちが男女について語るときにも、男女の間で同じ部分よりも、違う部分につい目が行ってしまうのだと思います。これを前提とした上で、あえて申し上げるとすれば、相手の顔を見ないで会話する人は自閉スペクトラム症である可能性があるのです[185]。

中村　もともと自閉スペクトラム症は男性に多い。

池谷　はい。発症率については歴然とした男女差があります。結果として、人口の全体を平均すれば、「男は勘が鈍い」という、うさぎさんの推論は正しいと言えます。とくに自閉スペクトラム症の人は、周囲とは言動がちがうので目立ちます。だから、つい、そういう周囲とは異なる個性的な方々ばかりに目が行ってしまい、あげくの果てにはステレオタイプに「だから男は……」という大雑把な結論に至りがちです。もちろん女性並みの勘を持った男性もたくさんいます。いえ、そういう男性のほうが、おそらく全体の割合としては多く、より平均的な存在のはずです。

ネコ派とイヌ派の性格

中村 かつて鹿児島県志布志《しぶし》市が作ったふるさと納税のCMが炎上しましたね。CMでは「うな子」というスクール水着の女の子が出てきて「養って」と言うんですよ。これが女性差別だと批判されたんだけど、私がツイッターで〈「養って」と男に望む女性がいても別にいいじゃん〉とつぶやいたところ、ブチギレたフェミニストから猛攻撃されちゃいました。

池谷 それは大変でしたね……。ジェンダーはセンシティブな話題です。

中村 男女平等問題はすぐ炎上しちゃうんですよね。以前、「女性の脳梁《のうりょう》は男性より太い。だから女性は男性よりも右脳と左脳のバランスが取れている」なんて説もありましたけど、男の人への逆差別になっちゃう。

池谷 アメリカでは、男女差を扱うテーマに研究費が下りにくくなった時期がありました。今は「行きすぎだ」と揺り戻しがありますが。

するけど。

池谷　私もそう思います。余談ですが、ネコ派とイヌ派の人の性格を調べたデータもあるんですよ。[186] ＩＱはイヌ派よりもネコ派の方が高いという結果が出ています。一方、忠誠心が強いとか、時間を厳守するのはイヌ派でした。逆にネコ派は芸術肌だったりします。この点は、なんとなく世間に流布《るふ》しているステレオタイプなイメージと一致していますね。

中村　イヌの最大の特徴は、タテ社会に生きていて飼い主に忠実なところですよね。ネコも飼い主になついてはきますけど、忠誠心はどうも感じられない。おなかがいっぱいになったら勝手にどこかへ行っちゃうし。イヌ好きな人は、まわりの人から忠誠を誓われたり、あるいは目上の人なり上司に従うのが心地良いタイプなのかも。

池谷　類は友を呼ぶのかもしれませんね。時間に忠実な人って、相手も約束の時間を守ってくれないとイライラしたりしますからね。

中村　時間厳守で働き者のイヌ派が日本の高度成長期を支えてきたのに、ネコ派が増えたら日本がダメになったりして（笑）

脳を操作してデブ専に

池谷　日本の研究機関が「好みの顔のタイプを変えることに成功した」と発表して話題になりました[187]。脳の活動パターンを操作することで、もともと中立的に感じていた顔を、より好きにしたり、より嫌いにしたりと自在に変更できることがわかったのです。

中村　へ〜。ということは、私がデブ専になることもありうるのか。

池谷　さすがに現実的ではないですが、もし今回のデータを希望的に外挿《がいそう》するのであれば、「ありうる」と言うことはできます。

中村　美意識を感じる部位をいじると、好みの顔が変わっちゃうのか。

池谷　あくまで「好み」ですので、それが美意識かはわかりませんが、見た画像の価値を評価する帯状皮質の活動を人工的に操作するのです。

中村　「こういう顔の人は安心できる」とか「この顔のタイプは信用ならん」みたいな記憶をあとから植えつけられるのか。

池谷　ＭＲＩで画像を撮りながら、顔を見たときの脳の反応を強くしたり、弱くしたりと、うまく変更できたら報酬を与えるという実験です。脳活動が思惑通りに変化すると、その変化に応じて、顔の好みまで変わってくるのです。

中村 マジですか。私がデブの写真を見るたびに報酬システムをオンにすれば、パブロフのイヌみたいに私をデブ専にすることもできるわけだ。

池谷 そうそう。この実験でやっているのは、まさに「パブロフのイヌ」と呼ばれる条件反射と同じことです[188]。ご褒美《ほうび》をあげて行動（今回の場合は脳活動ですが）を変更させているだけです[189]。

中村 「なんでこんなむっさいオッサンが夫なのか」とか「ブスの女房め」といがみ合ってる夫婦の脳みそをちょっといじって、夫婦仲を良くすることもできたりして。

池谷 あ、それは儲《もう》かりそうですね（笑）

中村 だけど、夫婦の間で蓄積された何十年分もの憎悪《ぞうお》の歴史や記憶は、ちょっと報酬システムを刺激したくらいではなくならないような気もするな。

池谷 逆に、好みを入れ替える実験を行えば、どのくらい簡単に入れ替わるかで、夫婦間の愛情の脆弱《ぜいじゃく》性が測定できるかもしれません。

中村 顔は全然好みじゃないけど、「あばたもえくぼ」で相手のことをものすごく愛している夫婦だっているわけですしね。私の場合、善人そうなイケメンと悪そうなイケメンが二人並んでいたときに、必ず悪そうなイケメンのほうがタイプなんですよ。心の中で「こいつは悪そうだな」「あいつのほうが誠実そうだな」と予測できているのに、きっと不幸になるだめんずを選んじゃう。ジュディ・オングの「魅せられて」みたいな感じで、優しい男よりも悪い男に惹《ひ》かれちゃうんですよ。

池谷　うさぎさんの場合、安泰な自分より、危うそうな自分を引き出してくれそうな人を求めているのかもしれませんね。

中村　男に裏切られたりするたびに「二度とこんな男とつきあうものか」と思うんだけど、次も悪そうな男を選んじゃう。そういう人の脳の報酬システムは、ちょっとだけ書き換えちゃったほうが本人のためかもなぁ。

「人は謎《なぞ》めいた者に恋をする」と言った人がいるけど、謎めいた女とか謎めいた男って絶対モテると思うんですよ。善良な人は、正直でわかりやすいけどつまらない。悪そうな人は、ちょっとミステリアスで一筋縄ではいかない。だからおもしろい。

池谷　多くの場合、良いものって単純ですよね。天国はお花畑みたいな感じでシンプルですけど、地獄はメチャクチャ複雑で何層構造にもなっています。犯罪でいうと、田舎町や発展途上国の犯罪ほど、窃盗やスリなど単純なものが多いのですが、都会や文明国の犯罪は複雑です。

中村　文明国の方がより快楽的で、殺しにしても猟奇的ですよね。

池谷　文明が発達すればするほど、悪が魅力的なまでにアヤシイ光を放っていくと言ったら、まるで悪を称賛しているようで語弊がありますけど。

中村　悪にこそ多様性がある。

池谷　そう。犯罪の複雑性を見れば、その文明の成熟度を推測できる。

中村　善には多様性はない。そういえば、トルストイの『アンナ・カレーニナ』の最初に「幸福な家庭はどれも似たものだが、不幸な家庭はいずれもそれぞれに不幸なものである」（岩波文庫版）という一節があったっけ。幸福には多様性がないが、不幸には多様性とグラデーションがあるっていう。

池谷　不幸は嫌なものですけど、しかし、多様なほうが飽きないとは言えますね。

中村　人が多様性に惹かれるということは、もしかして遺伝子が多様性を求めているせいですか。

池谷　なるほど。確かに、単純さよりも複雑さに惹かれる心理は、先天的にインストールされているようにも感じますね。天国みたいに単調なところにいたらきっと退屈してしまいます。

中村　正直で安定していて優しいだけの男といると、幸せかもしれないけど退屈してしまう。ウソをつかれたり騙《だま》されたりしたほうが、不幸だけど、ヒリヒリした快感を楽しめるのかもしれない。

池谷　安全が確保されると人はリスクを求める。そんな傾向があることは昔から指摘されていて[190]、心理学ではこれを「リスク埋め合わせ」と呼んでいます[191]。

中村　友だちがたくさんいる男よりも、天涯孤独で影がある男のほうが魅力的だったりしますよね。ムーミンは幸せそうだけどアホっぽいし、つきあうならスナフキンのほうがいい、みたいな。「今日もジャイアンツが勝ったぜ、やっほー！」とか言ってる脳筋男よりも、ひねくれた顔で難しい本とか読んでる男のほうがカッコいい。自閉スペクトラム症っていうのかな。コミュ障で協調性はなさそうですけどね。スナフキンなんて流れ者だし何の仕事で生計を立てているのかもよくわからない。でもそこが魅力的だっていう。

池谷　ほお。そういう人のほうが母性本能を刺激するのですかね。

中村　誰も友だちがいない人の理解者になりたい、みたいな心理はあるかもしれない。母性本能っていうより必要とされたいという自己確認や承認願望だと思います。

東大生の三割は自閉スペクトラム症⁉

池谷　本当かどうかは別として、東大生の三〜四割が自閉スペクトラム症だと主張する人がいるんですよ。過激な話ですが、しかし、東大に在籍し、東大で仕事をしてきた私から見ても、あながちオーバーとは言い切れないようにも思えます。周囲の先生方の多くも、実感としてこの数値に納得するようです。なかには「そもそも大学教授は全員発達障害だよね」と笑い飛ばす精神科の先生もおられました。

中村　アスペルガー症候群ということですか。

池谷　昔の言葉ではアスペルガー症候群ですね。今は「高機能自閉スペクトラム症」と呼びます。

中村　もうアスペルガー症候群とは言わないんだ。

池谷　精神医学の世界で使われるＤＳＭ（精神疾患の分類と診断の手引）では、第四版まで「アスペルガー症候群」という項目がありました。二〇一三年に改訂された第五版では「アスペルガー症候群」という言葉は消えています。ただ、専門用語として使わなくなっただけで、一般的には今でも広く使われています。高機能自閉スペクトラム症の方は、知的な障害はありません。少なくとも人口の一パーセント程度はいて、東大や京大あるいは医学部に限ると少なくとも一〇パーセント、人によっては三〇パーセント以上が該当すると主張します。

中村　文系よりも理数系の学部のほうが多いって聞きますけど。

池谷　そうかもしれませんね。数字に関心を示すのは自閉スペクトラム症の一つの特徴ですから。とはいえ、文系でもオタクっぽい凝り性の人には、けっこう当てはまる方は多いのではないでしょうか。異様な読書好きとかいますものね。

中村　異様な集中力を発揮して短時間に大量の作業をこなしちゃう。記憶力もメチャクチャいい。東大生そのものじゃないですか。

池谷　歴史上の偉人、歴史に名前を残している人は、もしかすると高機能自閉スペクトラム症、あるいはもう少し広く捉《とら》えていいのであれば「自閉症広域表現型」に該当するのかもしれません[192]。

中村　ナポレオンなんて絶対普通じゃないですよね。

池谷　アインシュタインやエジソンだって尋常じゃない。フランスのラスコー洞窟《どうくつ》やショーヴェ洞窟には、古代の人々が描いた壁画が大量にあります。神経科学者によっては「あれは典型的な自閉スペクトラム症の方の描く絵だ」と言いますよ[193]。これらの洞窟の絵は、素晴らしい芸術性を具《そな》えてはいますが、見ようによっては、あまりにも本物にそっくりで、偏執的な緻密《ちみつ》描写だとも言えます。[194]

中村　ラスコーの牛やトナカイなんて、今見ても惚《ほ》れ惚《ぼ》れする美しさですね。

池谷　人類の歴史上、あの洞窟絵画は芸術性のピークであると主張する方もいますよね。でも、サヴァン症候群の人が描く絵に似ていると言われれば、確かにそのようにも思えます。暗がりの洞窟に引きこもり、壁いっぱいにひたすら細密で美しい絵を描き続ける。考古学者は、絵を描いた目的を「祭事のための神殿か、逢引《あいびき》のためのあずま屋か」なんて様々な推測をしていますが、神経科学者からは「単に自閉スペクトラム症だからだよ」と一蹴《いっしゅう》されてしまうのかもしれません。もちろん本当にそんな単純な断定でよいかは判断に苦しみますが。

中村　自閉スペクトラム症やサヴァンの人が描いた絵は、ものすごく精密でうまいですよね。

池谷　全員が画才を発揮するわけではないのですが、恵まれた才能を持つ方々が描く様子を見ていると驚きます。絵を描く順番も一風変わっているのです。あちこちをバラバラに少しずつ書くのですが、最後にピシャッと全体が揃《そろ》って、立派なイラストが完成します。色の塗り方もそうです。普通は輪郭を描いてから色を塗りますよね。で

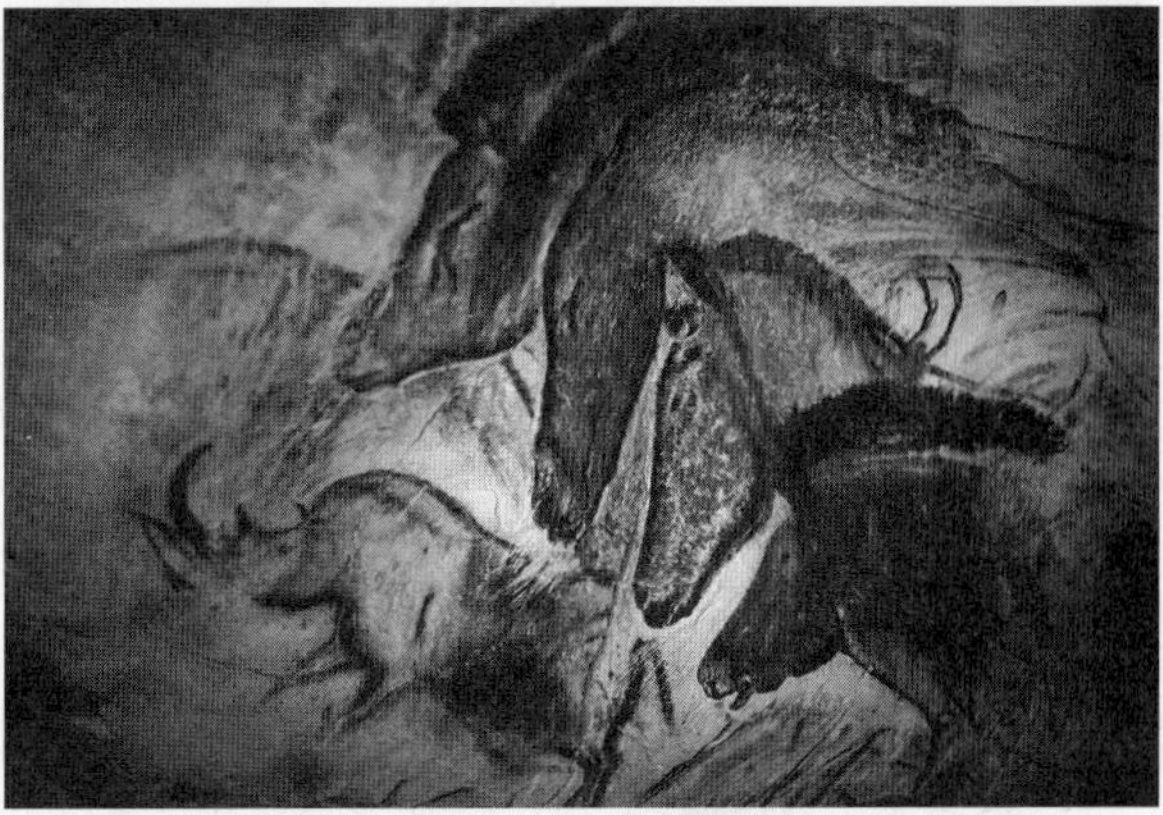

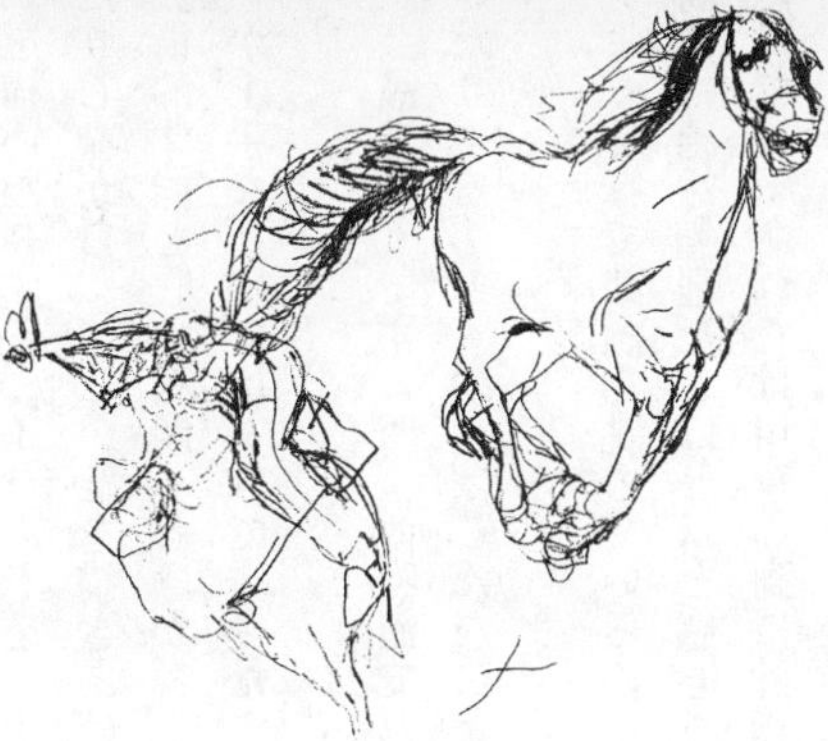

（上）フランス南部にあるショーヴェ洞窟の壁画（写真提供・AFP＝時事）（下）サヴァン症候群の少女ナディアが4歳の時に描いた馬の絵（LORNA SELFE『Nadia Revisited : A Longitudinal Study of an Autistic Savant』より）

も、先に色を塗ってから、あとで輪郭を描いたりする。イラストを上手に描く人も、輪郭の前に細部のパーツや影を描いたりしながら、すごい絵を描きあげてしまう。

中村　そういう特殊能力が、ときに芸術的才能として花開くわけか。

池谷　きっとそうでしょうね。単に絵が上手なだけではダメで、ひたすら絵を描き続けられる気力や集中力も要ります。

中村　絵画だけでなく、精緻な伝統工芸品もそうですよね。博物館でみるとびっくりするくらい細やかな装飾が施されていたりする。どうすればこんなことが人間に可能なのだろうかと。

池谷　私はクラシック音楽が好きで、よく趣味で楽譜を眺めているのですが、緻密に作曲された楽曲を見ると、並みの人間には絶対無理だとほとほと感心させられます。無責任なインスピレーションや啓示だけでは、あれだけ用意周到に計算された楽曲を作ることはできないですよ。

中村　オタクでないと無理（笑）

池谷　そうそう、オタク。あれほど崇高な芸術作品を生み出すほど優れた感性を持っているのに、当の本人は案外と偏《かたよ》った性格だったりする。モーツァルトの奇人変人ぶりは有名ですが、ベートーベンだってブラームスだってワーグナーだって、もし目の前にいたら、人間的にはあまり尊敬できないです（笑）。お付き合いしたくない。

中村　そうした変人を受け入れる社会的土壌があったからこそ、後世の人がいまでも芸術として作品を堪能《たんのう》できるのですから、当時の人々の寛大さには感謝しないと。

日本人と自閉スペクトラム症

池谷　自閉スペクトラム症の方にカメラで自由に写真を撮ってもらうという実験があります。その膨大な写真をビッグデータ解析した研究が発表されたのです[195]。

中村　どんな傾向がありましたか。

池谷　たとえば顔などの被写体が写真の枠からハミ出していたり、あるいは写したい対象物を撮るときに、手前に邪魔なものがあって被写体の一部が遮られていたりします。ピンボケで荒々しい映像だったり、同じものを何度も執拗《しつよう》に撮ったり、とりとめもない紋様を被写体にしたり……。でも、それらの独特な写真を見ていて、気づいたのです。これは一概に下手クソだとは言えないと。むしろプロの写真家が撮る絵とそっくりなのです。

中村　自閉スペクトラム症の人は、芸術面ではすごい能力を自然と発揮できる。

池谷　自閉スペクトラム症の人は一般人と感性がちがって、芸術家のような写真を、意図せず自然に撮れてしまうことがある。そこで疑問に思うのです。ではプロの芸術家はどうなのだろうかと。彼らは本当に意図的に創作をしているのでしょうか。もしかすると、芸術家の一部は、何らかの発達障害の結果として、自然に秀でた作品を生み出しているのではないでしょうか[196]。実際、自閉スペクトラム症には音楽に早熟な人が多いという報告もあります[197]。

中村　思い返してみると、クラスに一人くらいは個性的で変わった人がいました。

池谷　ユニークなセンスをもっていたり、風変わりな発言をしたり、あるいは「あいつは勉強ばかりやっているガリ勉だ」とからかわれても、気にも留めない。脇目も振らず何かに熱中できる。そういう人が有名大学に合格したり、芸術家になったとしても不思議ではありません。

中村　そういう集中力は、新聞社や出版社の校閲の仕事にも向いていそう。緻密なミス探しが得意だから。

池谷　まさにそうですね。逆に、でっかいことをする人、たとえば歴史上の偉人たちの一部を発達障害と見ることもできます。彼らの伝記を読むと、後先考えずに飛びこんでしまう人に見られる、いわゆる「武勇伝」に事欠きません。武勇伝って普通じゃないから「武勇伝」なんですよ。つまり変人なんです。そういう普通じゃない気質を持った人が、ときに世界の歴史を動かしたり、偉大な発見をしたりするわけです。

中村　作家の感覚も普通じゃないのかな。

池谷　世間一般の感覚だったら、自分の書いたものを他人に見せるなんて恥ずかしいはずですよね。特に自伝的小説とか、心の内面を赤裸々に吐露したような日記は、人目に触れず引き出しにそっと隠しておきたいはず。

中村　それを「見て見て」と他人にアピールする時点で、どこか脳のネジが緩んでいる。

池谷　作家や作曲家は、自分の内面をさらけ出した作品で、生計を立てているわけだから、なんとも微妙な職業ですね。

中村　作家は露出狂だったのか。そういう何かに一途《いちず》に取り組める人って、女よりも男のほうが多い気がする。オタクも明らかに男のほうが多いですよね。大昔の狩りにしても、男のほうが女より集中力を必要としていたせいかもしれないけど。

池谷　自閉スペクトラム症は、男性は女性の四倍も多い。高機能自閉スペクトラム症に限ると、男性は女性の八〜十倍ほどいると言われています。偏差値の高い大学や芸術家や政治家に男性が多いのは、単純に男性に有利な社会構造だけでは説明することのできない、生来的な理由があるのかもしれません。

中村　この話をしていて思ったのですけど、冷静に眺めれば、日本人って高機能自閉スペクトラム症的だよね。

池谷　なるほど。日本人は控え目で、何を考えているのかわかりにくいというのが世界的な評価ですね。

中村　引っ込み思案でコミュニケーション下手。ところが、何か仕事を与えられると黙々とこなす能力には長《た》けている。

池谷　自動車や電子精密機器の産業界で世界を牽引《けんいん》してきたのは、一定の枠組を外部から与えられれば、小まめに改良してゆくような緻密な作業が得意だったからだとも言えますね。だとしたら、「興味の限局」「常同行動」という自閉スペクトラム症の一症状に似ていなくはないです。

中村　大胆な応用や発想の転換はあまり得意ではない。木を見て森を見ずというように、融通が利《き》かない性格で、思考の自由度は低い。

池谷　「和を乱さない」「事を荒立てない」という日本人独特の文化も、改めて考えれば、予想外の展開を嫌うこと、つまり、紋切り型に落とし込まないと気が済まないということでもあります。「出る杭《くい》は打たれる」ということわざは、その裏返しですからね。消費者側の視点で見ても、日本人は世界でも稀《まれ》に見る潔癖症です。

中村 ちょっとしたミスでも許せず、すぐにクレームをつける。

池谷 だから製品がより完璧に改善されるという好ましい流れも生み出しますが、「臨機応変さに欠けた性格」だとみなすこともできます。自分が想像していたことと違うことが許せない。一方で、予定調和の条件下においては、人よりもうまくタスクをこなすことができる。となれば、ますます自閉スペクトラム症っぽい。

自閉スペクトラム症は治せるのか？

中村 映画化もされた『アルジャーノンに花束を』に、知的障害を伴った自閉スペクトラム症の主人公が出てきますよね。治験によって彼の知能は上がっていくのですが、人間関係がちっともうまくいかず最終的には元に戻ってしまう。私がすごく印象的だったのは、パン屋に勤める彼がロールパンを作る場面でした。

池谷 どんな場面でしたっけ。ずいぶんと前に読んだだけなので、すっかり忘れてます。

中村 生地を端から端まで丸めていく簡単な作業だから、知的障害があってもできるだろう。そう考えたパン屋の先輩がロールパンの作り方を教えるのですが、端っこがちょっとでもゆがんでいるとそれが気になって先に進めなくなってしまう。普通はおおざっぱに「このへんから丸めればいいんでしょ」と考えるのに、ここの長さがちょっと違うとか、ここがちょっと折れてるとか、細かいことが気になってまったく別の物体に見えてしまう。そこで引っかかったらもう先へは進めない。自閉スペクトラム症の人はこういう視点でモノを見ているのかと、あの本を通して初めて知りました。

池谷　そうした傾向が、もし日常生活に差し支えがないレベルで収まっていれば、「異常」と呼ぶべきではないですよね。やはり個性とみなすべきです。ちょっと融通の利かない頭の固い人。でもアルジャーノンの主人公チャーリイの場合は、それによって仕事が滞ってしまうわけですから「障害」となります。

中村　私が読んだ自閉スペクトラム症児の本では、物事の因果関係がわからない事例の説明がわかりやすく書いてありました。自閉スペクトラム症の子どもが親と一緒にいるときに、クッキーが食べたい。だけどクッキーが棚の上にあって手が届かない。そこでクッキーの缶を指差すと、親が取ってくれるわけですよ。缶を指差せばいいことをその子は学習したんですが、「指差せばクッキーが食べられる」と理解しました。ある日お父さんが窓の外から覗《のぞ》いてみると、部屋に一人でいるときもクッキーの缶を指差していたんだそうです。

池谷　状況を問わず同じ行動をとってしまうわけですね。自閉スペクトラム症の子は、相手の立場に立って考えたり、状況の文脈を俯瞰《ふかん》することが苦手です。自閉スペクトラム症という診断がくだるのは五歳前後が多いと思いますが、実は症状はもっと早期に現れています。一歳くらいでも随分とわかりますよ。この時期の幼児は、まだ言葉はしゃべれなくても、こちらが「バイバイ」と手を振れば、手を振り返す程度の社会的な反応はしますよね。でも、手のひらの向きがおかしいことがあるのです[198]。

中村　自閉スペクトラム症の子は自分のほうに手のひらを向けて手を振るんですよね。

池谷　そうです。相手から見た視線の方向が理解できないまま真似《まね》してしまう。自分が手を振られた方向のまま、そっくり真似してしまうので、逆手バイバイになります。自閉スペクトラム症の子が全員そうするわけではありませんが、このような症状が出るときは、比較的高い確率で、将来自閉スペクトラム症であると診断されます。

中村　それは矯正できるものですか。

池谷　自閉スペクトラム症そのものは、あくまでも発達障害なので、治るようなものではありませんが、その症状は後天的な学習によって修正はできますから、過剰に心配する必要はありません。これは重要なポイントです。知的障害のない自閉スペクトラム症は、学習によって少しずつ自己修正をし、少なくとも表面上は社会に適応できるのです。周囲の大人や友だちが、よく理解したうえできちんと対応すれば、上手に成長できます。適切な社会経験を、適切な発達段階でできることが重要です。『アルジャーノンに花束を』の主人公のように、仮に大人になってから発達障害が治療できたとしても、それまでの健全な社会性の経験が欠如していると、すぐには症状、つまり彼の性格や人格は改善されないのです。

創造力の遺伝子

中村　歴史上の偉人には高機能自閉スペクトラム症の人が多いという話題がさっき出ましたよね。ヒトラーのような独裁者はどうなんでしょうか。

池谷　彼の著作『わが闘争』を読むと、理路整然としていますし、個々の部分だけを見ればけっこういいことを言っています。でも、全体としてみると、彼のベクトルはどこかおかしい。

中村　ユダヤ人をあれだけ排斥しようとする被害妄想はすごいです。「ユダヤ人によって自分たちが駆逐されてしまう」と怖《おそ》れ、とんでもない大虐殺《だいぎゃくさつ》を起こしちゃうわけですから。

池谷　彼の演説を撮った古い映像を見ると、まっさきに気づくのは、強烈な自己陶酔です。

中村　しゃべっているうちに、自分で自分に酔っちゃう。

池谷　自己陶酔し、さらに周囲からも崇《あが》められているうちに勘違いが昂《こう》じて、あんなに人は残忍になれるものかと驚きます。先ほども紹介しましたが、町を走る車を高級車から大衆車にまで分類し、横断歩道で手を挙げれば止まってくれるか、道路の割りこみをするか、赤信号を守るかといった交通マナーを調べた論文があります[70]。すると、高級車のマナーのほうが悪いことがわかりました。

中村　高級車に乗っている人は、下々の民より自分のほうが偉いと思っている。

池谷　すると横柄《おうへい》に振る舞う。その論文では、ほかにもいろいろな実験が行われています。たとえば「お疲れですね、飴《あめ》をどうぞ」とバスケットを差し出すと、一個だけもっていく人と、ガサッと鷲掴《わしづか》みでもっていく人がいます。上流階級の人はお金をたくさんもっているのに、こういうときにガメつい（笑）。「オレは偉い」「ほかの連中より優れている」と思っているうちに人は傲慢《ごうまん》になり、全能感にひたって自分本位になるのかもしれません。その極端な例がヒトラーではないでしょうか。

中村　ヒトラーが統合失調症だったかどうかは確かめようがありませんけど、何らかの精神疾患ではあったのかもしれないなと思うんです。

池谷　連続殺人犯のようなサイコパスは、人を殺《あや》めることに心理的抵抗が少ないのですが、こうした犯罪や攻撃的行動には多少の遺伝傾向が認められます。関連する遺伝子も見つかっています。[199,200]ですからヒトラーはサイコパスの遺伝子を持っていた可能性もありますね。一方で、こうした犯罪遺伝子のおもしろさは、その遺伝子を持っていたからといって必ずしも凶悪犯罪に手を染めるというわけではないという点です。たとえば出世して社会的に成功している人にサイコパス遺伝子保有者が多い可能性が高い。

中村　同僚を蹴《け》落《お》としてでも自分がのし上がりたいという願望を持ち、上司になったらなったで、今度は冷酷に部下の首を切ったり、非情な人事発令ができたりする。

池谷　そういう大胆な行動を取ることができる人は、組織に大きな変革をもたらし、企業業績を大幅に改善することができるかもしれないのです。

中村　統合失調症は人口の一パーセントなりに残っているのですよね。これもどこかで社会の役に立つからじゃないかと考えてるんです。みんなに迷惑をかけるだけの狂人であれば、いずれ自然淘汰《とうた》されるはずでしょう？　統合失調症の人が残っているということは、彼らは決して単なる狂人なんかではない。彼らの中に多くの人を率いるカリスマ的リーダーがいたり、大発明を生み出す天才がいるからかな、と。

池谷　ご名答。統合失調症の危険遺伝子を生まれつきもっている人は意外と多いことが知られています。ただ遺伝子を保有していても、発症しないという人が結構いるのです。そうした未発症の遺伝子キャリアたちには、就いている仕事にある一定の傾向がありました。[201]芸術家や小説家、俳優、芸能人、あるいは研究者などの、創造性が要求される職業が多いのです。やはり、普通の人と何かが違うのです。

中村　少々変人であっても許される職業ばかりですね。というよりも、変人だったほうが職能的にプラスなのかもしれない。

池谷　創造力を要求される世界で働く人にとっては、統合失調症の因子となる遺伝子はプラスに働くのかもしれません。新しい着想から誰も知らないことを発見し、新しい世界を切り拓《ひら》く。この危険遺伝子は、統合失調症を生み出すために存在しているのではなく、本来は「創造」に生かすのが正しい使い方だったのではないでしょうか。でもタガが外れて想定外の方向にゼンマイを巻いてしまうと、妄想や幻聴を「創造」する厄介な病気になってしまう。ですから「統合失調症の危険遺伝子」という言い方ではなく、「創造力の遺伝子」とプラス方向に言い換えたほうがいいかもしれません。

中村　なるほど、「創造力の遺伝子」か。そう言い換えると、肯定的になるね。

池谷　病気というレッテルを貼《は》るから悪い側面が目立ってしまうのであって、卓越した妄想力や想像力は、芸術的な創造に生きるはずです。一般に、病気の遺伝子は、わざわざ病気を生み出すために残存しているとは考えにくいのです。本当は有益な何かのためにあって、通常は生物の役に立っているのではないでしょうか。

中村　わずかにネジが緩むと、病気として顕在化するということか。

池谷　過去の著名な天才の中でも、とくに天才というべき七十八人に絞って、彼らの言動や性格などを調べると、精神病あるいは発達障害と診断される人は三七パーセントになるそうです[202]。その疑いが高い周辺症状まで含めると、この割合は八三パーセントにもなります。もちろん、天才だからといって全員が異常だというわけではないのですが、同じ調査によれば、天才で「健常」だと考えられる人は、わずか六・五パーセントにすぎないようです。

中村　天才と狂気が紙一重というのは統計的にも本当だった。でも、それは才能側の進化が本来の面で、狂気を進化の過程で発達させてきたと考えてはまずいと。

池谷　はい。厳密に因果関係を突き止めるのは難しいのですが、ＩＱが高い人に不安症や気分障害、自閉症、ＡＤＨＤが多いのは確かなのですが、じつは、アレルギーや自己免疫《めんえき》疾患も多いのですよ。[203]こうした臨床的事実から「心身過剰興奮説」なるものも提唱されています。脳の活動レベルだけでなく、免疫力も高いから、花粉症やハウスダストなどのアレルギーが生じやすいという推察ですよね。

中村　脳も身体の一部ってわけか。脳だけが活動が高いというのはアンバランス。体全体の過剰興奮になっていると考えれば合点がいく。

池谷　うさぎさんのスティッフパーソン症候群も自己免疫疾患の一種でしたね。

第五章　脳はとっても効率が悪い

能天気でハッピーな脳ナシ生物ワールド

池谷　うさぎさんと一緒に脳についての対談をずっと続けてきたのに、大事なポイントを言いそびれたことに、今になって気づきました。実は、脳をもつ生き物って少数派なんですよ。

中村　えっ⁉　動物はみんな脳をもっていますよね。

池谷　植物や微生物は脳をもっていませんよね。地球上のすべてのバイオマス（生物の総重量）を概算すると、脳をもっていない生き物のほうが、脳をもっている生き物よりもはるかに多いのです。脳をもっている生物は、全生物の〇・一三パーセントにすぎません。つまり、脳が地球を支配しているのではなく、脳をもっていない生き物によって地球は支配されているんですよ。

中村　バクテリアなんて脳をもってないし、脳ナシのウイルスや病原体に生物は命を脅《おびや》かされている。

池谷　「人間は進化の頂点に立っている」なんて偉そうなことばかり言っていますけど、進化の頂点に立って地球を支配しているのは、脳をもたない生き物たちです。よくよく考えると、脳という臓器はとても燃費が悪い。エネルギーをたくさん食いますよね。

　脳をもつ生き物は、脳をメンテナンスするだけで大忙しです。燃費が悪い脳のエネルギーを維持するために、動物たちはあちこち歩き回って食べ続けなければいけません。脳をもつ生き物は、バクテリアや植物から見ると、とても哀れな生き物です。

中村　我々職業作家や池谷先生のような研究者は、頭脳労働なんてしているせいで、膨大なエネルギーを脳みそに奪われている。

池谷　地球上のある特定の条件のもとでは、脳をもっているほうが有利な時代もあったのかもしれません。高度な知性があれば、敵から身を守ったり、武器を作って戦ったり、生き残るための戦略を編み出すことができますからね。でも地球全体として見れば、生物にとって脳をもったことは失敗です。数値のうえからは、人間が地球上の負け組であることは明らかです。

中村　地球上のイス取りゲームで言うと、圧倒的多数派を占めているのは脳アリ組じゃなくて、脳ナシ組なのね。

池谷　脳をもってしまったがゆえに、居住可能なエリアが限られてしまっています。

中村　でも、人間はウイルスやバクテリアを殺す技術がありますよね。それは脳のおかげじゃないんですか。

池谷　そういう言い方はできますね。ただ、ヒトの脳は知恵をしぼってウイルスやバクテリアを局所的に減らすことはできますが、地球上から完全に駆逐することはできません。どうがんばっても、人間はウイルスやバクテリアには勝てないのです。ノミやゴキブリですら人間は全部駆逐することはできないでしょう。ノミやゴキブリは脳をもった生物です。脳をもっていないバクテリアは、ノミやゴキブリよりもはるかにタフな繁殖力を誇るはずです。そう易々《やすやす》とは絶滅しませんよ。植物の生命力もスゴイですよね。樹木の一部は寿命の長さも圧倒的です。

中村　確かに。樹齢三百年の大木なんてそこらじゅうにある。

池谷　人間はほとんどの方が百歳まで生きられないのに、植物は病院にも通わずに、人から見れば不老長寿にさえ思える強い生命力を持っています。

中村　人間は必死こいて研究を続けているのに、死の病をちっとも根絶できない。私もスティッフパーソン症候群なんて難病に苦しんでいるわけだけど、大病をせずに健康体だったとしても、ほとんどの人は百年以内に死んじゃいます。脳は効率がとても悪いんだな。

池谷　脳を研究していると、脳なんてもっていても何の利点があるのかよくわからなくなってしまいます。

中村　勉強したり知性を磨いたからといって、人間は地球上の絶対強者にはなれない。むしろ知性が高いほど苦痛や悩みが増えるし、プライドや見栄《みえ》にとらわれてしまう。脳みそがないアホのほうが長生きできるし、幸せなのかもしれない。オカネがたくさんあったり、いつでもおいしいものを食べられるようになると、それが当たり前になって「もっとほしい」と脳は欲望を追求する。

池谷　ええ。幸せの閾値《いきち》は低いほうが幸福になりやすいものです。「隣人の年収」という情報をオープンにすると、人々の幸福度が下がるそうなんですよ。[204]

中村　人間は他人と自分を比べて劣等感を抱いたり、嫉妬《しっと》する生き物ですものね。

池谷　サルも、ほかの仲間がもらうエサが自分より良いものだと、ヤキモチを焼いてスネます。[205]

中村　サルもほかの仲間の稼ぎを気にするのか。脳と知性をもって群れや社会集団を形成すると、自分は他人より劣っていると感じて苦しくなっちゃう。

池谷　脳をもつ動物は、植物から見たらずいぶんヘンな生き物です。脳なんて最初からなかったほうがラクだし、ずっと長生きできた可能性だってあったんです。

人間は脳を好きに選べない

池谷　「人間はなぜ脳をもっているのか」。この問いは、究極のところ「幸せって何なんだろう」という幸福論に行き着きます。人間は自分好みの脳を選ぶことはできません。他人の脳の性能を羨《うらや》んだりしたところで、自分に与えられた脳を捨てることも、他人の脳と取り替えることもできません。もって生まれた脳と、一生つきあわなければならない。逃れられない運命にあります。

中村　幸せの感じ方は、生まれ育った場所の民族性や文化によって大きく異なりますよね。

池谷　はい。年齢や性別によっても、幸せの感じ方は異なります。

中村　環境や性格にも左右されるし、そもそも「幸せ」という概念自体がものすごく抽象的。端的に言って、ストレスがないことが幸せなのかな……。たとえば実験用のネズミは、信じられないくらい不愉快な思いをさせられたり、実験の過程で殺されちゃったりしますよね。

池谷　ええ。場合によっては、とてもストレスフルなはずです。ストレスホルモンの値を計測すれば、ラットが感じているストレスの度合いを数値化できます。すると意外なことがわかります。遊具で楽しく遊んでいるとき、実はストレスホルモンが増えているのです。

　ヒトのストレスも同じ方法で測定できます。やはり、ストレスがまったくないからといって、ヒトは幸福なわけではない。「楽しい」と「幸せ」は違いますよね。ストレスが全然なければ、ヒトは充実感や達成感を得られません。ストレスを感じながら目標を達成したり困難を克服したとき、人生に充実感を覚えるものです。

中村　なるほど。ゲームでも敵にやっつけられたり悔しい思いをしたりしながら、ようやくクリアしたときに「イエーイ！」と喜べる。原稿を書くときだって、締め切りの重圧に苦しんでウンウンうなりながら、納得がいくものを書き上げたときにはとてもスカッとします。

　脳みそがなかったらストレスは感じないだろうけど、ストレスを乗り越えたときの充実感もわからないのか。どっちがいいかと訊《き》かれたら、樹木みたいに何百年も長生きできなくても、人間のほうがだいぶ楽しそうではある。

池谷　こんなに楽しむことができるのは、いわばヒトの才能です。

中村　遊びをせんとや生れけむ、戯《たわむ》れせんとや生れけん。

池谷　『梁塵秘抄《りょうじんひしょう》』ですね。イヌやネコの脳だと、人間のような幸福感はわからないと思うんですよ。イヌやネコはせいぜい快・不快の違いしか認識できないと思います。

中村　なるほど。イヌやネコの脳みそだと、「マズローの法則」で言うところの一番目と二番目くらいまでしか認識できなそうだな。

池谷　アメリカの心理学者マズローは、人間の欲求を五つの階層に分類しました。[206]

①　生理的欲求
②　安全な生活を求める欲求
③　愛情と所属を求める欲求
④　他者から自分を認めてもらう承認欲求
⑤　自己実現の欲求

です。とりわけ④や⑤は、脳が発達した人間ならではの欲求ですよね。

中村　動物も人間も、まずは安全であることが幸せの第一条件ですよね。野宿していたら暑かったり寒かったり雨風に打たれたり、寝ているときに外敵から襲われたりしてしまいます。住居を造って安全な環境を確保すれば、①や②はクリアできます。でも①や②がデフォルトになると、人間はそれだけでは満足できなくなる。知性があるおかげで、承認欲求や自己肯定感や自己実現感といった、ものすごく抽象的なものに人は幸福を感じます。

池谷　人間の幸せ感は、成長するにつれて変わっていきます。子どもを見ているとよくわかりますけど、幼稚園→小学校→中学校→高校……と進学するにつれて、幸福感や欲求はどんどん高度になっていくわけです。

中村　そうですね。幼稚園時代を思い返してみると、ケーキを食べているだけで天国だった。

池谷　友だちと遊んでいるだけで、えも言われぬ充実感がありました。成長にともなって知性が発達していくと、人間は①や②や③だけでは十分な幸せを感じられなくなります。脳があるために人間の幸せのハードルは高くなっているのです。

中村　飢えている人にとっては、今日明日食べるものが手に入ればそれだけで大満足です。自己承認や自己実現なんて抽象的で目に見えないし、それが手に入ったのか入っていないのか、自分でもよくわからない。すごい人を見たら「私なんてまだまだだよな」と思うし、自分より劣っている人を見れば「この程度でもいいのかな」と思っちゃう。自己承認や自己実現に、絶対的基準なんてない。脳が発達して抽象概念を求めるようになったせいで、人間は幸福と不幸の狭間《はざま》で苦しむようになった。ひょっとすると、これ以上脳が発達したら、人間はどんどん不幸になるのかもしれない。

池谷　今まで気づかなかったことがどんどん目につくようになって、不幸が肥大化する。もちろん同時に、充実感も、それを手に入れたときの感激は今までよりさらに深まるのでしょうけどね。幸福も不幸も、きっと脳がさらに発達すれば、もっと幅が広がって複雑化してゆきます。マズローが言う欲求⑤のてっぺんは、実のところ果てしなくゴールがありません。そう考えると、人間の脳は、今のサイズがちょうどいい塩《あん》梅《ばい》に落ちついているのかもしれない。そう考えて納得するのが案外と妥当な姿勢なのかもしれません。

α波とコラーゲンと糖尿病

中村　「α《アルファ》波が出ると幸せになる」と言う人がいます。瞑想《めいそう》をずっと続けて悟りの境地に入ると、脳内にα波が出るという話を聞きました。前から疑問だったんですけど、α波ってそもそも何なんですか。

池谷　α波は脳の神経細胞が発する微量の電気信号のパターンでして、簡単に出すことができます。目をつむって、視覚を遮断しただけで出ます。[207]

中村　寝る直前の幸せな時間に、α波が出ている？

池谷　はい。眠ってしまってはだめですが、その目を閉じれば、すぐにα波が出ますよ。私たちが脳波を計測するとき、きちんと測れているかどうかテストする基準にα波が使われるくらいです。「数秒ほど目を閉じてもらえますか」と実験参加者に声をかけます。α波が出たら、電極の装着テストは合格。そんな具合に使われる脳波ですので、私たち脳研究者にとっては、α波は世間で言われているほどありがたいものではありません。

中村　あっ、そうなんですか。

池谷　目が見えていると、さまざまな情報が絶えず入ってきます。だから「これは何だろう」と次々と注意を向けています。そういうときには、α波ではなく、たとえばγ《ガンマ》波などが大脳皮質から出ます[208]。非常に大ざっぱな言い方ですが、集中しているときにはγ波が出ていて、目を閉じるとα波に変わるのです。

中村　ヨガや瞑想の本を開くと「脳内にα波を出しましょう」的なメッセージが多いわけだけど、α波なんて、単に目をつむっただけで出るんだ。つまり現実から目をそらせば、人は誰でも簡単にα波の世界で生きられるわけですね。

池谷　まさにその通りです。こうした話題で重要な点は、脳がα波で満たされたからといって、人間が幸せになれるわけではないということ。瞑想しながら眠ってしまったら、幸も不幸も関係ありませんしね。そもそもボーッとしているのは、しばしば嫌なことに思いを巡らせてしまって、案外と苦痛なものですよね[209]。

中村　瞑想しているうちにうたた寝したら、ひどい悪夢を見て不幸になっちゃったりして。

池谷　ちなみに「アルカリ性食品を食べれば健康になる」なんて言い方も、α波同様かなりアヤシイです。なにしろアルカリ性のものを食べたって、胃の中は胃酸の海ですから、すぐに中和されてしまいます。ビフィズス菌や乳酸菌だって同じこと。食してもほぼ胃酸で殺されてしまい、腸まで届きません[210]。血液をアルカリ性にしたいだけならもっと簡単な方法があります。アルカリ性食品なんて食べなくたって、単に深呼吸をして、二酸化炭素を吐き出せば、血液はすぐアルカリ性に変わります。ついでにいえば、そもそもアルカリ性にして何がよいのかも不明です。血液がアルカリ性に傾くと、体内の電解質のバランスが崩れて、しびれや痙攣《けいれん》、意識障害が出ることもあります[211]。

中村　「コラーゲンがたっぷり！」なんて言われても、要するにアミノ酸。コラーゲンが腸から吸収されるわけではない。世の中で語られている「幸せ」や「健康」の内実なんて、ほとんど気休めなのかも。

池谷　残念ながらその通りですよね。ただ、一方で、α波商法もコラーゲンたっぷり食材の効能も完全に否定することはできません。自分に優しくしているとき、ステキなご褒美《ほうび》を味わっている多幸感が生まれませんか。

中村　それはありますね。「今コラーゲンたっぷり食材を食べているから、明日はお肌がツヤツヤになれるに違いない」みたいな。

池谷　そうそう。そのポジティブな感覚は重要だと思うのですよ。「瞑想のおかげで頭がスッキリした。脳内にα波が出ているおかげだ」と満足感を得られる。

中村　こういうのを非科学的だと批判する声もありますよね。

池谷　とくに科学者や衒学《げんがく》アピール好きな有識者には批判的な態度を取る方が多いですね。でも、たとえα波と多幸感の関係に科学的根拠がなくても、結果的に当人が自己充足できるのならば、α波神話が世間に存在する価値はあるわけです。宝くじを買って「当たったら何しよう」と勝手にワクワクしたり、高いワインを飲んで「おいしい！」と陶酔しているのと大差ないわけです。どちらも科学的には無意味ですが、社会的には価値があります。

中村　なるほど。つまり、幸福とは自己満足とも言えるわけだ。「私は超ポジティブで幸福な生活を送っている！」と自分に言い聞かせて信じこんでしまえば、その人は幸福になれる。α波やコラーゲンを「エセ科学だ」とぶった斬《ぎ》らなくてもいいのかもしれませんね。だって、血液型占いみたいにゆる〜く楽しんでいるぶんには、人は幸せになれるのだから。

池谷　ええ。それはそれで良いことだと私は思います。そういう人に対して、「α波なんて意味ない」とか「コラーゲンたっぷり食材より、化学調味料たっぷり食材のほうがおいしい」という意見を押しつける権利は、誰にもありません。幸せには、個人的幸福と社会的幸福があるわけですが、前者についていえば、ある程度は、個人の自由です。

中村　B級どころかC級、D級グルメみたいなジャンクフードを食べて、とても健康に悪い生活を送っていたとしても……。

池谷　ハンバーガーが大好きな人にとっては、それで幸せなわけです。ただし、その人が個人的幸福だけを極端に追求していったとき、何が起きるか。そこまで考慮すると個人の問題を超越します。健康を害して糖尿病や生活習慣病になりかけている人を、まわりの人は制止しなくてもいいのかという社会的な問題が発生するからです。その人の身勝手な行動により深刻な病気にかかれば、多額の医療費が浪費され、社会保障費の不足に拍車が掛かります。これでは本人も幸せになれず、社会的幸福も得られません。

中村　私は「本人が幸せだったらそれでいいじゃん」派なんですけど、人がみんな好き勝手に幸福追求権を優先していったら、社会的幸福とのバランスがおかしくなってしまうのか。

池谷　幸福追求権を優先して、病気になってしまった個人プレイ本位の人たちを社会はどう扱えばよいのでしょう。あるいは、その自分本位な性格そのものが、この生きにくい社会から受けた精神的ストレスやプレッシャーによるものだったならば、これをどう考えたらよいのでしょう。さらにいえば、個人の自由にならない不幸もあります。たとえば糖尿病は、かなり遺伝的要素が強い病気です。もし生まれつき遺伝子に欠陥があれば、どんなに健康に留意しても糖尿病にかかってしまう率は高いものです。

中村　私と池谷先生は遺伝子診断で糖尿病の因子が見つからなかったからいいけど（前著『脳はこんなに悩ましい』参照）、遺伝子に糖尿病爆弾を抱えている人は、社会全体でサポートしてあげないとね。

池谷　私たちは社会生活を営む中で相互に助け合わねばなりません。個人的幸福と社会的幸福のバランスを履き違え、「障害者は税金を食っているんだから少しくらい我慢しろ」なんていう乱暴な意見がSNSで散見されますが、これは間違った姿勢だと思います。

大事な決断に時間をかけてはいけない

中村　自然界の淘汰《とうた》から自分が生き残ることだけを考えるのならば、社会的幸福なんて気にせず、個人的幸福だけを追求していればいいですよね。でも人間は、ときに自分を犠牲にしてまでも人を救おうとする。「倫理」や「人道」は、人間の脳が考え出した不思議な幻想です。

池谷　人々の役に立ちたいという気持ちを「プロソーシャル」（prosocial＝向社会的）と言いますけど、「人助けしたい」というプロソーシャルな心理は、多かれ少なかれ誰の心にもデフォルトとして備わっています。

中村　人間以外の動物にも、他者の利益を追求する自己犠牲の行動が見られることがありますよね。たとえばゾウのように群れを作る動物が、自分の子どもだけでなく、群れの中の他の子どもも一緒になって守るとか。子どもは自分たちの子孫を生み出す存在だから、種の繁栄のために大人が一致団結して守ろうとするのはわかります。でも年をとったり、病気にかかって弱っている大人まで、全体で守ろうとするのはなぜなのか。健康なオスが盾になったがために敵からやられてしまったら、群れ全体の損失ですよね。ゾウは知性が高いから、自己犠牲と他者利益という概念が生まれたのかもしれないけど。アリなんて、年寄りや病気の仲間がいても絶対守りません。

池谷　アリも戦いで負傷した仲間の兵隊アリを救出することは知られていますよ。トリアージも見られます。負傷がひどければ容赦なく見捨てるのです[212]。こうしたプロソーシャルな行動は、あくまでもプログラムされた予定調和の範囲の中で、一匹一匹が集団全体のために働くことで機能します。そこには温かい心はないかもしれませんが、見方を変えれば、ゾウや人間よりも忠誠心があるとも言えます。

　今のお話を聞きながら思い出したんですけど、おもしろい実験があるんですよ[213]。「あなたに千円をさしあげます。この中から好きなだけの金額をボランティア団体に寄付してください」と頼んだときに、判断が速い人と、ちょっと考えこむ人を比較すると、判断が速い人のほうが寄付の金額が高いのです。

中村　千円あげようが百円だけにしておこうが、もともと他人からもらったオカネなんだから、自分が損することはまったくない。だったら横流しで全額寄付しちゃってもいいのに、「ちょっと待てよ。このうちいくらかをフトコロに入れちまおう」なんて考えるのが人間っぽいですね。

池谷　そうなんですよ。おもしろいことに、この実験には続きがありまして、判断が遅い人に「もうちょっと速く判断してください」と催促すると、寄付の金額が上がります。反対に、判断が速い人に「ちょっとゆっくり考えてみてください」と言うと、寄付の金額が下がるのです。

中村　ということは、物事を即断即決したほうが自己犠牲心が高まるのか。損得を計算するには時間がかかる。ボランティアや寄付に力を入れ、無欲で他人に尽くす生き方をしている人は、頭をからっぽにして体が先に動いているのかもしれない。

池谷　じっくり熟考していたら、人は「損することなんてやめよう。自分に得することだけをやろう」と、社会的幸福を後回しにしてしまうのかもしれません。

中村　今の話を聞いていて気づいたけど、買い物依存症になって衝動買いしまくっていたころの私も、決断がやたらと速かったな。「この服がほしい」と思ったときに、「本当にこれを買っていいのだろうか」と一晩よくよく考えたら「先月もバッグを買ったばかりだし、買わなくてもいいか」と冷静になったりします。「ほしい」と思ったものをその場で買っちゃうときって、大金を失ったうえに、あとで後悔しちゃう。

人間って、考える時間が短すぎると損するのかもしれない。

池谷　後先のことを考えないせいで大きなミスをするかもしれませんね。その一方で、パッと即断即決したほうが自分の好みに素直になり、判断がブレないことも実験でわかっているんですよ。[214] 洋服を選ぶときなんて典型的ですよね。じっくり時間を掛けて検討しすぎると、普段着ているものと一貫性のない服を買ってしまうことがあるのです。即断即決すると、それが今本当に必要かどうかの判断は鈍るかもしれませんが、自分の好みに沿った素直な買い物ができるのです。

中村　「あっ、これは私がほしかったものだ」とピンとくるのも直感だし、危険を察知する第六感に似た感覚も直感です。となると、直感ですから、大脳基底核の働きですね。無意識のうちにいろいろな価値を判断して、瞬時に結論を出している。

池谷　大脳基底核には、過去に蓄積してきた経験則がたくさん詰まっていますからね。

ナルシシズムと恋愛脳

中村　最近よく考えるんですけど、人間ってなんで承認願望やナルシシズムに突き動かされて、人生を変えるところまで行き着いちゃうんでしょうかね。「自分をもっと大きく見せたい」みたいな願望があるおかげで、人間は進化することも成長することもできたとは思うんですよ。でもその一方で、承認願望やナルシシズムなんて余計なものがあるせいで、マイナスの効果も大きいと思うんです。

池谷　そこは「脳のバグ」と考えるべきじゃないかな、と私は思います。バグによって脳が暴走した結果、本来ならば生存に必要な程度の「勝つことへの欲求」などの基本的モチベーションが、人間の場合は、承認願望やナルシシズムとして肥大しているのかもしれません。

中村　最初は「ケガや病気はしたくない」という単なる自己防御の感情だったのに、その感情が肥大するにつれて、ナルシシズムへとすり変わってしまう。

池谷　恋愛もいわば自己願望の現れで、脳のバグ、あるいは脳の暴走だと私は捉《とら》えています。恋愛は本来わが子へ向けられるべき愛情が、うっかり赤の他人に向けられた暴走です。子どもへの愛情はネズミでも持っています。哺乳類《ほにゅうるい》の場合、ほぼ例外なくメスが母乳で子どもを育てますから、少なくともメスは皆、子どもを大切に思う母性愛とも呼べる愛情を本能的に具《そな》えています。ところが人間の場合、本来であればわが子に向かうべき愛情が、異性の大人に向けられてしまうようなのです。よくよく考えれば、子どもへの愛情も恋人への愛情も、生存競争という意味では、向かうベクトルの先は一緒ですよね。どちらの場合も、究極の目的は「自分の遺伝子の保存」、つまり子孫繁栄です。

中村　同性愛は子孫繁栄に結びつかないけど、少なくとも異性愛の場合はそうですね。

池谷　恋人への愛情の結晶として授かった子どもを大切にし、その子を自身の遺伝子の拡散ツールとして有効に活用したい。赤の他人に強い愛情を感じるのは、「子孫繁栄」という大きな目的に突き動かされた「脳のバグ」です。人間に近いサルでさえ、恋愛感情はたぶんないと思いますよ。

中村　えーっ、サルは恋愛脳をもってないのか。「特定のメスが好き」ということもない。つまり、単に子孫を残すために愛情なきセックスに明け暮れているんだ。

池谷　発情期にオスとメスが惹《ひ》かれ合っているように見えても、メスは「群れの中で一番強いオスとセックスして強い子孫を残したい」という本能に衝《つ》き動かされているだけであるように思います。進化の過程で、ヒトで突然、恋愛感情が発生したとなれば、サルにもその原型となる本能があるはずです。進化は「すでにある機能を別の目的に転用することで、あらたな形質を獲得する」というコオプト（co-opt＝転用）が王道です[215]。となれば恋愛の原形は、「わが子を自分の命に替えてでも守り通したい」という衝動が、脳のバグによって、他者に転用されたものと考えるほかない。実際、脳の活動を見ると、わが子への愛情と恋人への愛情はそっくりなのです。[216] 愛の定義は「自分より他人を大切に思うこと」です。好きな人のためだったら多少の苦労もいとわず、無私の感情で献身的になります。これは母性愛も恋愛も同じことです。

中村　あとで冷静になってみると、どう考えても間抜けすぎるホストに多額のカネを貢《みつ》いじゃったりして。恋愛感情に衝き動かされて自己犠牲の精神を発揮しているときって、気持ちいいですけどね。

池谷　シェイクスピアは『ヴェニスの商人』の中で「恋は盲目で、恋人たちは自分たちの愚行に気づかない」と書いています。恋愛中はその対象以外の人物や風景が見えなくなりませんか？　もっと言うと、恋人以外に対しては時に攻撃的になったりもします。カラスがわが子を守っているときに不用意に近寄ると、攻撃されますでしょう。以前にも触れたように、これは脳内に分泌《ぶんぴつ》されるオキシトシンの作用です。

中村　俗に言う「恋愛ホルモン」「愛情ホルモン」ってやつですね。

池谷　オキシトシンが分泌されると、自分の範疇《はんちゅう》の内側にいる仲間は絶対的に守りたい。反対に、外側にいる者を敵対視します。近い者をより近くし、遠い者をより遠くする。対人関係のコントラストを強めるのが、オキシトシンです。

中村　恋愛しているときの独占欲や囲いこみもそうですね。他人を排除して、二人だけの世界を築きたがる。イヌやネコの場合、ほかのメスやオスとセックスしても、たいして怒っているようには見えません。人間の場合、浮気は絶対に許せない。

池谷　恋愛がなければ嫉妬も減り、もっと心穏やかになるのに。でも、脳のバグによって生まれた盲目的な恋愛がなければ、ヒトは赤の他人との結婚なんて感情的に難しいこともある。恋愛結婚は「私にはこの人しかいない」という壮大なる勘違いが原動力です。

中村　そうか。一夫一婦制の婚姻制度は、バグの産物だったのか。バグがなかったら、人間も動物と同じように乱交制になっていますよね。

数学はセンスが十割

中村　私はよく悪夢を見るんですけど、パターンがいくつか決まっているんですよ。本を読もうとしているんだけど、文字が意味不明な記号の羅列に見えて、ちっとも読めない。公衆電話で急いで誰かに電話をかけようとするんだけど、数字の文字盤がアルファベットに変わっちゃったりして、ちっとも電話をかけられずにアワアワしちゃう。もしかすると、脳梗塞《のうこうそく》や脳卒中で倒れて識字能力がやられた状態と似ているのかと思ったりするんですが。

池谷　文字を識別する脳領域が睡眠中はうまく働かないのかもしれませんね。ちなみに、[217]脳梗塞で言語野が傷害されると、難しいことを頭の中で考えられなくなってしまいます。言語や記号を頭の中で操作できなくなってしまうのです。数学者や物理学者も、言語や数字を駆使しながら高度で抽象的な思考をめぐらせています。

中村　絵を描くときに使う脳と、文字を書くときに使う脳は当然違いますよね。

池谷　ええ、違います。

中村　言語野をやられて抽象的思考ができなくなったとしても、絵は描ける。

池谷　絵は描けるでしょうけど、それまで描いていた絵の特徴は変わってしまうかもしれませんね。人間の想像力も論理力も言語に深く根ざしています。

中村　画家が言語野をやられたら、作風がガラッと変わっちゃうことがありうるのか。

池谷　ちなみに数学者の脳の使い方は、かなり特殊だと言われています。数学の才能は、努力だけではなかなかひっくり返りません。

中村　もって生まれた才能なんですか。

池谷　私も高校生時代までは「自分は数学ができる」と思っていたのですが、これは過信でした。高校のクラスでよい点数を取る程度のレベルでは、とても数学が得意とは言えません。東大に入った瞬間、「自分は数学ができないグループに属する」と気づいて衝撃を受けました。授業を聞いても、私が自分で「わかった」と感じているのは、あくまでも表層的な理解でしかありません。演習問題なんかをクラスでやると歴然とします。一部の学生は、私と同じ講義を聴いただけで、スラスラと本質を理解して難度の高い応用問題が解けてしまうのです。私にはとても無理です。

中村　センスみたいな感じですか。

池谷　「数学はセンス」と言い切っていいと思います。

中村　運動神経みたいに、生まれつき〝数学神経〟がズバ抜けて優れた人がいる。

池谷　私のような生物科学の研究分野だと、努力すればそこそこの業績は上げられます。でも数学者の場合、才能がなければ、学者としてはまったくやっていけないらしいです。努力したところで、必ず報われるわけではない。教授陣の目からは、十代でものになるか否《いな》かがわかるようです。生物学者の成功は十代では判断がつかないですね。

中村　ものすごくハイレベルな数学者の脳を調べたとき、どこが発達しているといった研究はあるんですか。

池谷　数学ができない人は、イントラパリエタル・サルカス（intraparietal sulcus）

という大脳皮質の領域が発達していないことがわかっています。[218]

中村　「あべのハルカス」みたいで全然わからん（笑）

池谷　イントラパリエタル・サルカスを直訳すると「頭頂間溝《とうちょうかんこう》」でしょうか。この部位が委縮している人は数学音痴です。なんと人口の一〇パーセント程度もいます。[219] 脳をスキャンするとすぐわかりますよ。

中村　私は確実にその一〇パーセントだな（笑）

池谷　面白いことに、頭頂間溝を人工的に電気刺激すると、数字の扱いが上手になります。[220] ですから、優れた数学者は頭頂間溝がものすごく発達しているか、あるいは他の皮質領域が頭頂間溝に似た働きをして、計算能力がブーストされているのかもしれません。もしかすると、そのせいで脳のほかの領域のリソースを食ってしまっている可能性も否定できませんが。

中村　数学脳が発達しすぎているせいで、たとえばコミュニケーション能力が極端に低いといったことが起こりうる。

池谷　その可能性はあります。その極端な例はサヴァン症候群ですね。[221]

中村　知的障害や発達障害の人の中には、見たものや読んだものを全部細かく記憶して忘れないとか、ものすごい芸術作品や詩を生み出す天才がいます。

池谷　サヴァン症候群の場合、特定の機能が脳のほかの領域の機能を侵食しています。[222]
これが、とんでもない異能を発揮できる理由かもしれません。

「世界」はまだまだわからないことだらけ

中村　第二章でも話をしましたが、世界では人工知能ブームが吹き荒れています。「0」と「1」の組み合わせによってプログラミングされたコンピュータは、所詮《しょせん》人間にとっての道具の域を出ません。人間の脳に似せて作られた人工知能が、人間の能力をはるかに超えたイノベーションなり、難問への解答を生み出せると思いますか。

池谷　うーん、人工知能に自由に発想させたら、人間から見たらまったく意味がわからない発明や発見になってしまう可能性が高いと思います。科学とは「自然現象を人間に理解できる言語に変換する行為」ですから、人間にわかるように言葉を尽くして説明してくれなければ、誰も答えが出せなかった難問を解明したとは言えませんよね。少なくとも人間は、科学的発見がなされたとか、科学的説明がなされたとは感じないはずです。それでは無意味ですよね。最近では、人工知能を二つ繋《つな》げたような「ＧＡＮ」という、人間に理解可能かどうかを判断しながら創造力を発揮してくれる人工知能の新システムが考案されています。[223]

中村 「$E = mc^2$」という相対性理論の公式を見た時点で、すでに私にはまったく意味がわからない。これよりはるかに複雑な方程式を説明されても、私にとって意味不明であることは間違いない。つまり「原理はよくわからないが使ってみたら超便利」という道具を、人工知能が新たに発明する可能性はありますかね。

池谷 もしかしたら可能かもしれません。たとえば、人工知能の囲碁はそれですよね。プロの棋士ですら、その手がなぜよいのか理由はわからない。でも、あとから見ればめっぽう強い手であったことがわかる。そんなことが、分野を限れば、すでに起こっているわけです。

中村 つまり、今はない新しい科学の原理がいきなり人工知能によって提示されることがありえるってことか。

池谷 人間には難しすぎて理解できないけれども、その原理を応用した新しい装置を実際に作ってみたらうまく作動した。便利だから世界に広まって当たり前の技術になった。でも、なぜそれが作動するのかはわからない――こういうことは今後起こりうると思います。実は、飛行機ですらなんで安全に空を飛べるのかは未《いま》だによくわかっていないんですよ。

中村　えーっ！　ジャンボジェット機がバンバン世界中を飛び回ってるのに？

池谷　空気の流れと圧力の関係を記述する「ベルヌーイの原理」から、機体の浮力が説明されることがありますが、それすらも「後から強引にとってつけたマヤカシの説明だ」と否定する研究者もいます。かわりに「クッタ・ジューコフスキーの定理」を出してくる人もいます。でも、よくよく考えると、これも変な話で、こうした原理や定理が、なぜ私たちの住む物理世界で成立しているのかという根本のところがよくわからない。物理学は「世界がどう成立しているか」を説明しようとは努力していますが、一方で「世界がなぜこんな設計なのか」は説明できていないのです。

中村　現に飛行機は安全に飛んでいるわけだから、理屈なんて後づけで構わないですよね。

池谷　もっと身近なところで、実は、麻酔薬もなぜ効くのか原理がよくわからないのです。

中村　えーっ！　それはもっとビックリだ。外科手術でさんざん使ってるのに。

池谷　麻酔薬を投与すれば、患者の意識が消え、痛みを感じず、また命にも別状なく安全だから使っているだけのことです。麻酔薬の原理を解明すれば、ノーベル賞を取れるとさえ言われているのですよ。

中村　麻酔薬って、どこかの神経を鈍らせる働きなんじゃないですか。

池谷　ところが、どこの神経細胞を鈍らせているのかよくわからないのです。いや、脳の細胞のうち神経細胞は半分程度で、残りはグリア細胞や血管細胞などです。現時点では、麻酔薬が作用している対象が本当に神経細胞なのかすらわかっていません。グリア細胞かもしれないのです[224]。

中村　でも現に麻酔は効いているし、時間が経過すれば普通の状態に戻れる。麻酔も飛行機も結果オーライというわけか。それにしても、麻酔科医って祈《き》禱師《とうし》や魔術師みたいにすごいことをやっているんだな。

脳を超えるパフォーマンス

池谷　うさぎさんは耳鳴りの経験はありますか。

中村　飛行機や新幹線に乗ったとき、気圧の変化によって「キーン」と音が鳴ることがあります。常に耳鳴りがあるという人もいますし、加齢にともなって、多かれ少なかれ出てくる症状みたいですね。

池谷　耳鳴りは多くの方が経験しますよね。でも、あれは外で鳴っている音ではありません。

中村　「キーン」という音は自分にだけ聞こえているのであって、ほかの人には聞こえない。つまり、あれは脳で鳴っているバグなのか。

池谷　なぜ外では音が鳴っていないのに「これは耳鳴りだ」とわかるのでしょう。自己モニタリング機能が働いているからです。「これは私の頭の中だけで鳴っている音だ」と認知できるって、考えてみたらすごいことですよね。

中村　統合失調症は自己モニタリング機能がおかしくて、自分の妄想が他人の声として聞こえている。私と私じゃない者を区別する自己モニタリング機能って、かなり高度なんでしょうね。

池谷　そのあたりのメカニズムも解明できないものかと、私たちはネズミの脳を使った動物実験に挑戦しています。脳は血流が止まると五分以内に死んでしまうのですが、上手に脳を取り出し、うまく細胞をほぐしてきれいにシャーレの上で培養すると、二年近くは生き続けるのです。

中村　脳みそだけで二年も！　シャーレの中で二年間生きているネズミの脳は、自分を何だと思っているのだろうか。だって、体がないわけじゃないですか。

池谷　意識を作るには身体が重要ですから、おそらくネズミのシャーレ脳には意識はないと思います。でも、シャーレの中では、神経細胞が独自にネットワークを作り、独自な神経活動を開始します。それどころか、情報を記憶したり、呼び出したりすることもできます。

中村　なんだか気味が悪い話だな。

池谷　ピピピッという電気信号のパターンを記憶して、必要なときにその信号パターンを思い出すことができるのです。もちろん、その情報自体は、あくまでも電気信号の時空パターンとしてあるだけで、シャーレの中にいる限り、「これは鉛筆」とか「これは豆腐」などという具体的な意味づけはありません。

中村　脳の意識がない状態なのに、記憶のメカニズムは死なないまま二年間も生き続けちゃう。

池谷　はい。さきほどシャーレ脳には意識はないと思うと言いましたが、本当のことをいえば、「意識がない」とはっきり証明することはできません。こういう実験を毎日のようにやっていると、情が湧《わ》くといいますか。本当はシャーレ脳は神経細胞の集まった神経回路にすぎないですが、まるで一個の生命体として活《い》き活《い》きと「生きている」ように錯覚することもあります。

中村　神経細胞の一個一個はシャーレの中で生きているわけですから、もしかしてネズミの脳は夢を見ている状態なんじゃないですか。

池谷　シャーレで培養している脳の神経細胞は、毎日とても健やかに活動しています。その活動パターンは、どちらかと言えば、私の目には、深い睡眠であるノンレム睡眠のときの活動に似ているようにも思えます。ただ、それが仮に夢だったとして、電気信号のパターンに具体的な意味が伴っているかはわからないです。

中村　難病にかかってから私は何年も自由に動けずにいるのに、夢の中では車イスに乗ったり杖《つえ》をついてヒーヒー言ったり、階段の昇り降りに苦労するということもありません。私の脳の中には、過去何十年も自由自在に動き回ってきた記憶が固着しているから、リアルでは体が動かなくても、記憶の中では自由に動ける。走り回っていた健康体時代の記憶は今でも生々しく残っていますし、夢の中ではまったく違和感なくその記憶が再生されます。

シャーレのネズミ脳も、走り回ったりエサを食べたりしていた頃の記憶が、夢を見ているように違和感なく再生できているのかもしれません。脳だけになったそいつがいったい何を新たに学習しているのか、気になるところだ。

池谷　身体がないぶん、ひょっとすると、夢を見ていることに本人も気づいていないかもしれませんね。いま私は、こうした培養脳を人工知能と接続することでハイブリッド回路を作って、実物の「脳」を超えるパフォーマンスを発揮させることを計画しています。第二章でも申し上げた「ERATO脳AI融合プロジェクト」の一環です。

中村　脳に新たな可能性が開拓されるというのは、半分は怖いもの見たさですが、私も興味があります。夢のある仕事ですね。

池谷　ありがとうございます。私も考えただけでワクワクします。こうした新しいタイプの未来型の脳研究をやってみたいという若者がいたら、ぜひ私の研究室に飛び込んできてもらって、さらに人員を拡充しながら、皆で一緒に研究を進めてゆきたいです。

池谷裕二が自分自身について疑っていること

中村　それにしても、自分が死んで五分経《た》ってしまったら、もう私の脳みその謎《なぞ》を検証できないのが惜しいところだ。私が死んだら、私の脳を池谷先生に解剖してほしいくらい（笑）

池谷　いや、私のほうこそ、自分の脳を自分で解剖して調べてみたいくらいですよ。実は、うさぎさんと脳対談を続けてきてずっと感じていることなのですけど、いや、うさぎさんもすでに薄々感じられていると思いますが、私は自分が「自閉スペクトラム症」ではないかと自分自身で疑っているのです。自分を研究者として見ても、普通の研究者ならばやらないような風変わりな実験を黙々とやってみたいと欲するあたり、世間から見れば、ただの「変人」じゃないですか。

中村　え、そうですか？　こんなに社交的なのに。

池谷　それは、「自分が自閉スペクトラム症であることが周囲にバレないように、あえて気をつけている」とでも言いましょうか。自閉スペクトラム症の人だって学習できるんですよ。人から注意されたりトラブルを経験したりすると「ああ、こういうことはしちゃいけないんだな」と気づく。

中村　最初は全然空気を読めなくてまわりからヒンシュクを買うんだけど、だんだん言っちゃいけないこと、やっちゃいけないことがわかっていく。自閉スペクトラム症にもきっと濃淡がありますよね。がんばって学習するんだけど、普通に社会生活を送るのがなかなか厳しい人もいそうです。

池谷　私の場合、自分では全然失礼じゃないと思って言った言葉を受けて相手の顔色がパッと変わったのを見て「あっ、こういうことは言っちゃいけないんだ」と学習してきました。

中村　ああ、そういうことなら私もしょっちゅうありますよ。「えっ、今のは言っちゃいけなかったの？　本当のことを言って何が悪いんだ」みたいな。私もある種の自閉スペクトラム症なのかもしれないな。

池谷　自閉スペクトラム症の人は、そういう経験を小さいころからたくさんしています。あるときは過剰にへりくだったり、あるときは過剰に高圧的になる。社会的態度に一貫性がなく、振れ幅が激しいことが、自閉スペクトラム症の一部の方には見られます。

中村　手加減、さじ加減がわからない。

池谷　自閉スペクトラム症は発達障害ですから、大人になっても根本的なところでは治るようなものではありません。ただ学習することによって、うまく立ち回ることができるようになり、生きるのがそれなりに上手になっていくのです。でも、世間に合わせて無理しているぶん、どこかで生きにくさを感じ続けている。だって世間では、発達障害は、文字通り「障害」として特別扱いされたり、どこか心の中では差別されたりすることもあるのではないでしょうか。だからこそ私は、自閉スペクトラム症であることがバレないように必死で自己修正してきました。それがゆえの窮屈さを日々感じているのです。

中村　私は人の顔をなかなか覚えられないので、もしかしたらアスペルガーかもしれないと思って、関連書を読んだことがあります。すると自分に当てはまるところがけっこうありました。

池谷　うさぎさんも私と似た自分への疑いがあったのですね。うさぎさんの本は、世間を見る視点が斬新《ざんしん》で、ちょっと屈折しているのに、表現もわかりやすいし、とても惹き込まれる。私の本もちょっと似たところがありまして、ほかの科学者が書くものよりもわかりやすい文章だと言われることがあります。

中村　たしかにわかりやすいです。

池谷　それはもともと空気が読めない私が、小さいころから自分なりに努力してきたおかげかもしれません。普通の人がスラスラ飲みこめることや、当たり前のことがわからないから、じっくり咀嚼《そしゃく》しながら理解していく。そういう思考のプロセスを積んできたせいで、書く文章でもついそのクセが出て、普通の人ならば当然の前提とすることまで、丁寧に書き込んでしまう。それが理由でわかりやすいと言われるのかもしれません。

中村　作家にとっては、どこかが欠落していたり自閉症だったりすることはメリットなのかもしれませんね。

池谷 私たちは二人とも凝り性という意味でも似ています。ちなみに私の凝り性も極端なんです。何かにハマると抜けられなくなっちゃう。たとえば私はクラシック音楽が大好きなんですけど、クラシック音楽なら何でも好きというわけではありません。先日まではバッハの「無伴奏チェロ組曲」という曲だけを、演奏家ごとに三十人、ひたすら聴き比べたりしていました。

中村 すごいマニアだ。

池谷 バッハを極めたら、次はモーツァルトのピアノソナタをいろいろな演奏家で聴き分けてみる。こだわり傾向があることは、小学生のころから自分で気づいていました。

中村 みんなで遊ぶんじゃなくて、一人で積み木を黙々とやってるタイプですね。何を作っているのかはわからないけど、本人にとってはすごく大事なものだったりする。

池谷 親に私の子ども時代の話を聞いたら「手がかからない子どもだった」と言われました。なにしろ、放っておいても、一日中一人でずっと何かに専念しているわけですから。

中村 それは私も言われた。我が家が一人っ子のせいだと思っていました。

池谷 そうした類似が、私たち二人が気の合う接点なのでしょうか。ただ、私たち二人は自閉スペクトラム症の専門医ではありません。私は基礎研究者としては自閉スペクトラム症の研究はしていますが[30、225、226]、しかし医者ではありません。専門家でもないのに、勝手に自己診断するべきではありません。これは肝心なことです。

中村　「自称・自閉スペクトラム症」という主張は一番良くない。

池谷　私たち二人は以前に『脳はこんなに悩ましい』という対談本で様々な話題について奔放に語っていますが、普通の人ならばスルーするような細部に妙な違和感を覚えているからこそ、社会や人間や人生のいろいろな問題に気づくという言い方もできますね。

中村　オタクなくらいにこだわってとことん突き詰める。かと思うと、別の部分に対してはこだわりがなく、普通以上に自由奔放だったりする。人間としてのバランスが悪い。

池谷　そこで、うさぎさんに提案があります。私と一緒に精神科医に面談し、自閉スペクトラム症かどうかの診断を受けてみませんか。

中村　おもしろい。その結果をこの本で初めて明かしてしまおう。

池谷　書籍中でリアルタイムで精神診断を受けるという試みは、もしかしたら出版史上初でしょうか。世界でも例がないかもしれません。どんな結果が出るのかドキドキしますけどね。診断の結果、自閉スペクトラム症であれば「やっぱりね」ですが、場合によっては違う病名や障害がついてしまうかもしれません。

中村　それならそれで、早くわかったほうが今から対策を打てる。もはや私には怖《おそ》れるものは何もないので（笑）

池谷　わかりました。それではうさぎさん、私と一緒に専門の精神科医に会いに行きましょう。精神科に掛かるというのは、一昔前の日本では社会風潮的に、とても抵抗のあることでした。今は随分と状況が改善されたとはいえ、まだ完全に一般化しているとは言えません。世間の後ろめたい空気を払拭《ふっしょく》するためにも、まず私たちが精神科の扉を叩《たた》くことに意味があると思います。

中村　『脳はこんなに悩ましい』の最終章では、ＤＮＡ検査をして、私たちの遺伝子をつまびらかにしました。今回の本では精神カウンセラーですか。こういう破天荒なことを気にせずに公開してしまう私たち二人の大胆さは、もうその時点で、浮いている感がハンパなく、ずばり自閉スペクトラム症っぽいですね（笑）

池谷　まさに、それを確かめに行くのです。それでは、いざ。

第六章　脳はみんな病んでいる

精神科医ドクターXによるカウンセリング

ドクターX　はじめまして、精神科医のXです。実際に臨床の現場で働いていることもあり、患者さんへの影響も配慮して、ここでは匿名《とくめい》での登場となることをご容赦ください。

中村　池谷先生とも話したんですけど、私には、自分が発達障害じゃないかという自覚があるんです。小さいころから大人になるまで、私は明らかにまわりの人とは「何か」が違うから。

ドクターX　うさぎさんとお会いするにあたり、ご著書を何冊か拝読いたしました。まず率直な印象として、著書の内容だけからでも「自閉スペクトラム症の可能性がある」と感じました。

中村　どういうところでそうお感じになりましたか。

ドクターX　ストレートに申し上げますと、社会的重要性の認知度が少し低いように感じます。だから時たま、普通の人は絶対やらないことを好き放題にやってしまう。

中村　思い当る節がある（笑）。普通は「こんなことをやったら人から白い目で見られる」「ヤバイ人間だと思われる」と遠慮するのに、思ったとおりのことをやってしまう。でも、これって束縛や呪縛《じゅばく》から自由だとも言えませんか。

ドクターX　そうですね。普通だったら空気を読んで控えるところを、うさぎさんが躊躇《ちゅうちょ》しないのは、ほかの人よりずっと自由に生きているとも言えます。

池谷　うさぎさんの場合、自然にそういう生き方になっているのか、あるいは作家としてのキャラづくりを意識した結果なのかがポイントだと思います。

中村　うむ。たしかに、これまで買い物依存症だとかホストクラブ通いだとか、整形だのデリヘル嬢だのムチャクチャやってきましたからね。でも私、小学生時代から「自分はどうもおかしいな」と思っていました。

ドクターX　何かきっかけがあったのですか。

中村　小学生のころ、クラスメイトから「あんたちょっと。ああいう場面で、さっきみたいなこと言うのおかしくない？」みたいな文句を言われることがよくあったんですよ。「空気が読めない」とか「ＫＹ」という表現は当時はなかったけど、かなり嫌われていたと思う。

池谷　「少しは周囲の顔色や雰囲気を察しなさいよ」と。

中村　そうそう。私は十代のころ、横浜にある捜真女学校という中高一貫教育の女子校に通っていたんですよ。あの時期は、まわりの女子と雰囲気を合わせることにすごくエネルギーを使いました。

池谷　同調圧力が強い教室内って、空気を読めない子は仲間ハズレにされがちで、疎《そ》外感《がいかん》を味わうことも多いですよね。

中村　あるときそれが何もかも面倒くさくなって、「別にいいじゃん」と開き直っちゃった。同志社大学に進学してからは、社会性のタガがハズれ始めていたと思います。大学時代の友だちが、はたから見て私のことをどう思っていたのか知りませんけどね。

それと私は一人っ子なんですよ。ただでさえ兄弟姉妹間で社会性を培《つちか》う環境ではなかったうえに、親は「お前は本当のことを言っていいんだ」という教育方針でした。こういう発育環境も、発達障害を誘発するかどうかと関係しているんですかね。

池谷　先生、一人っ子かどうかは、発達障害と関係あるんですか。兄弟姉妹の構成はあまり関係ないと思っていましたが。

ドクターX　「一人っ子は発達障害になりやすい」あるいは「兄弟姉妹がいる子は発達障害になりにくい」といった因果関係はありません。

池谷　発達障害そのものは生まれながらにしてある程度は決まっていることでもあるので、ある意味では仕方がないとして、でも症状の現れ方は、兄弟姉妹の構成や有無で、違う可能性はありますよね。

ドクターX　生まれ順は一つのポイントですね。長女と次女、あるいは末っ子と一人っ子では、現れ方が違うのは確かです。

池谷　私も娘が二人いるので、こうした話題に興味があるのです。双子を用いた研究から、自閉スペクトラム症はある程度は遺伝すると昔から言われています[227]。臨床で頻繁に見られる精神障害の中では、もっとも遺伝性が強いのが自閉スペクトラム症だともいわれていて[228]、実際、危険遺伝子も複数見つかっています[229,230]。もちろん胎児の頃の母体感染なども遠因としてありますから[231]、一概に断定はできませんが。

ドクターX　遺伝性が強い部分と、環境因子が強い部分と両方あると言われています。一九六〇年代の段階で、自閉スペクトラム症をめぐる遺伝学の研究で「九〇パーセント程度の遺伝率がある」という研究結果が発表されました。生まれつき遺伝性が強い人と、環境因子によって自閉スペクトラム症様の症状を呈した人をゴチャ混ぜにしてしまうと、遺伝学的に汚いデータ、解析には適さないデータになってしまいます。
対人関係に問題があって、人が言ったことを字義どおり受け止めてしまう。特定の分野へのこだわりが異様に強い。こういった特性が見られる人のすべてが、必ずしも遺伝性の自閉スペクトラム症とは言い切れません。

中村　私が生まれつき自閉スペクトラム症だったのか、はたまた環境要因でそのような症状が出ているのか、簡単には断言できないんですね。

「DSM-5」の大転換

池谷　二〇一〇年頃から、一般社会でも「発達障害」とか「ADHD」（注意欠如・多動性障害）とか「アスペルガー症候群」といったワードが頻繁に語られ、一気に認知されるようになっています。二〇一二年に発表された文部科学省の調査では、小中学生の六・五パーセントが何らかの支援が必要なレベルの発達障害に該当するそうです[4]。この数値は特別学級ではなく、あくまでも通常クラスに通っている生徒に限定して算出したものです。そう考えるとかなり多いですね。医学的な解釈が変わったせいで、発達障害と認定される当事者が一気に増えた面もあるかと思いますが。

ドクターX　アメリカのジョンズ・ホプキンス大学の小児精神科のレオ・カナー教授が一九四三年にはじめて「自閉症」を学会に報告し[232]、翌年にはオーストリアの小児科医ハンス・アスペルガーも同様な報告をしています。[233] 当時の文献には「一万人に二〜五人程度の発生頻度」と記述されています。それから考えれば、ずいぶんと当事者数は増えています。細微に見れば、解釈や診断基準が変わったせいで、当事者の人数が増える場合もあれば、逆に当事者から外されて減る場合もあります。

池谷　医学界での定義が更新されるせいで、当事者の集団が変わってしまうことがあるんですよね。昨日まで自閉スペクトラム症じゃなかったのに、今日から自閉スペクトラム症だと診断されるのも、妙だといえば妙なことです。

ドクターX　アメリカ精神医学会が作ったＤＳＭ（Diagnostic and Statistical Manual of Mental Disorders ＝精神障害の診断と統計マニュアル）という本があります。[234] これはアメリカを中心に世界中の精神科医が使っておりまして、時代とともに中身が変わってきました。

　ＤＳＭ-１（第一版）は一九五二年、ＤＳＭ-２（第二版）は六八年、ＤＳＭ-３（第三版）は八〇年、ＤＳＭ-４（第四版）は九四年に発表されています。二〇一三年に出たＤＳＭ-５（第五版）では、自閉スペクトラム症の診断基準が大きく変わりました。[196] さらには、発達障害の名称自体も変わっています。

中村　病気かそうでないかは、学会次第なのか。

池谷　そこそこ。いきなり言葉《ことば》尻《じり》を捉《とら》えるようで恐縮なのですが、「発達障害は病気ではない。だから患者と呼ぶな」という意見も一部にありますよね。たとえば、手足が不自由な「身体障害」は病気でないですよね。背景には「治らない」という共通点があるように思います。手がない身体障害や、目が見えない視覚障害は治りません。でも、本人の努力や工夫、そして、受け入れる社会側の寛容な理解と支援システムによって、生活上は差し支えない程度にまで適応できるという考え方です。

ドクターX　学術論文で自閉スペクトラム症や発達障害の当事者について「patients」（患者）と書くと、査読で「それは間違いだ。『individuals』（個人）とか『subjects』（対象）に変えろ」と指摘してくる人がいます。私は、臨床に携わるなかで、自閉スペクトラム症や発達障害の人たちを「患者」とみなして診療するスタンスを取っていますので、論文では「patients」という表現でいいという立場でいます。

池谷　なるほど、このあたりの用語の使用法に厳密なルールはないということですね。話を戻しますと、DSM-4がDSM-5に改訂されたとき、発達障害の定義が、ガラリと変わりました。大胆な改変で驚きました。自閉症やアスペルガー症候群は「自閉スペクトラム症」（Autism Spectrum Disorder）とひとくくりにされています。

ドクターX　かつては狭義の自閉症とアスペルガー症候群は別物として扱われていま

した。しかし「区別して意味があるのか」「まずは自閉スペクトラム症という大きな分類にまとめたうえで、階層的に下位分類していくべきではないのか」という考えを、DSM-5は打ち立てました。

中村　なるほど。だから最近「自閉症」とか「アスペルガー症候群」といったワードが以前ほど使われなくなったのか。「自閉スペクトラム症」とか「ASD（Autism Spectrum Disorder）」という新しいワードは、私にはちょっとなじみが薄いけどな。

　ドクターの前でこう言っちゃ失礼かもしれないけど、ワイドショーに出てる精神科医が「××容疑者は境界性人格障害の可能性が高い」なんて言うのは、かなりあやふやに思えてならないな。あんなものは、解釈次第で何とでも言えるんじゃなかろうか。

ドクターX　アスペルガー症候群という概念が知られていなかった時代には、精神科医が横断的な症状だけを見て「あなたは境界性人格障害（ボーダーラインパーソナリティ障害）ですね」と診断をつけることもありました。でも、幼少期の様子を調べると、自閉スペクトラム症の特性をもった人がみつかります。ボーダーラインパーソナリティ障害を発症する人は、もともと土台の部分で自閉スペクトラム症の特性をもっていて、その後の環境や経験を通じて、表面上は、古典的な範疇《はんちゅう》での「自閉症」とは異なった症状に見えていることがあります。こうした精神医学上の解釈は、今後の診断基準に反映されるかもしれません。

中村 つまり将来、また病名が変わる可能性があるということか。

池谷 疾患や障害の判断基準は「日常生活に不都合があるか」が、ひとつの焦点となりますので、社会の要請や認知度、あるいは社会の成熟度や科学・技術の進歩によって、疾患や障害の定義が変わるのは、ある程度は仕方がないことです。あえて強い表現を使えば、「障害者は社会が作るもの」という言い方もできなくはないのです。自閉スペクトラム症だって、人類が狩猟採集を行っていた旧石器時代には、それほど大きな問題ではなかったと思うのです。その意味では「現代病」ですよね。

自閉スペクトラム症のデジタル思考

ドクターX 私は、自閉スペクトラム症の人を「デジタル思考」だと捉えています。自閉スペクトラム症でない人は、社会的な価値基準、親や友人、恋人や異性の影響によって自分をほどよく変えることができて、また、そうすることがさほど苦ではない。いわばアナログ思考なのです。一方、自閉スペクトラム症の人の場合、「自分はこうしたい」というこだわりや興味が限局していて融通が利《き》きません。[235]

中村　「お前はこうしろ」と介入されると、自分の中でできあがっているデジタルな回路にノイズが入ってしまうのか。たしかに私はそうかもしれない。

池谷　自閉スペクトラム症の方には、冗談が通じにくいことがあります。[236] 彼らにツッコミを期待しながらボケてみても、逆に「おいおい、なに本気にしてるんだよ」と、こちらが自分でツッコミを入れなくてはならないこともあります。

ドクターX　解釈に柔軟性がなく、文面通りに解釈する傾向があるのです。[237]

池谷　日常的な会話でもそうですよね。たとえば、「君はいつも遅刻する」と指摘されると、「いつもとは大げさな。毎回遅刻しているわけではない」などと、文字通りに捉えて反論したりします。相手の言葉尻を捉えて、健全な議論の場に水を差すこともあります。

ドクターX[238]　「手を焼く」「骨が折れる」「腹が立つ」などの慣用句的な表現が気になる人もいます。手が火傷《やけど》したり、骨折しているわけではないのですが、自閉スペクトラム症だと、とくに小学生の頃には、文字通り捉えて困惑してしまう人は珍しくありません。その程度の慣用句ならば成長とともに学習してゆくのですが、高度な皮肉や冗談のように、文面とは異なる裏の意図がある会話ですと、大人になってからでさえ、表面上の表現にとらわれる傾向があります。

池谷　そのわりに、妙に難しい漢字や言葉を知っていたりもして、全体的に言語のバランスに欠けているのですよね。部屋の風景についてもそうです。本棚の本が揃《そろ》っていないとか、額縁が斜めに掛かっているとか、髪の毛が落ちているとか、気になり始めるととことん気になってしまい、特定の細部については、きれい好きなのです。でも、全体で見るとバランスが悪く、抜けているところはとことん抜けていて、本人が問題そのものに気づいていないこともあります。

ドクターX　特定のものへのこだわりが強いが、それ以外のものは気にしないというのは、デジタル思考の一つの側面です。外見にまったく気をつかわない人がいるかと思えば、逆に、とことんファッションにこだわったりする人もいます。どこにデジタル思考が現れるかは人それぞれです。

池谷　私の場合、右と左を言い間違えたり、エレベーターとエスカレーターを言い間違えたりします。なんというか適当なんですよね。頭でイメージしているものは間違えていないのですが、感覚と単語との結びつきがズレている。

ドクターX　そうした感覚処理乖離《かいり》も自閉スペクトラム症で見られることがありますね。

池谷　左右盲があっても運転に支障はないのですよ。口から出る単語だけがおかしいのであって、脳内では正しく左右が区別されているので。

融通が利かない、こだわりが強い……

ドクターX　女性の自閉スペクトラム症の場合ですと、社会一般から求められている「女性性」を押しつけられることに対して融通が利きませんよね。多くの女性は、「女性らしく生きろ」「女性とはこういうものだ」と暗示をかけられても、さほど苦ではないはずです。もともと女性脳はアナログで社会性、融通性に富み、男性脳はデジタルの要素が強いと考えられていますが、この観点から自閉スペクトラム症の脳は「超男性脳」と言われたりします。ですので、女性脳をもつ女性は適応できますが、超男性脳をもつ自閉スペクトラム症の方々は、うさぎさんがいうところの「ノイズが発生しやすい」という状態になります。

池谷　自閉スペクトラム症の方は、デジタル的ですので、型にはまりさえすれば強い。ルーティン化されたタスクについては高いパフォーマンスを発揮できます。集中力や継続力もあります。ただ、柔軟性がないんですよね。予期せぬ状況に出くわしたり、ルールの微細な変更に適応するのが苦手。自分なりの独自なやり方を身につけているので、他から修正されても、うまく順応できない。すっかり新しい環境、新しい人物に対してとなるともはや絶望的。

ドクターX　自閉スペクトラム症の方には、運転が苦手な方もいますよ。[239]通常の道路での運転は、いわばルーティン・ワークなので、安全運転で上手です。ところが複雑な道路状況になるとうまく対応できない。運転するときには、自分の身体の境界を車体の輪郭へと自在に拡張させる必要があるのですが、デジタル思考であるがゆえにこれができず、車幅感覚に欠けることがあります。

中村　私はまさにそれだ。クルマを運転していると、車幅を読み間違えてガリガリこすっちゃう。テニスも苦手。自分の手にボールを当てて打ち返すのならともかく、棒の先についている円形の網にボールを当てるなんて、難しくてとても無理。コンピュータやスマホのＯＳが更新されたり、アプリがバージョンアップしたりするとストレスを感じます。初めは慣れないんですよね。せっかくこれまでの方法に馴染《なじ》んだのに、なんでしょっちゅう変更するんだよ、と。

ドクターX　融通の利かなさは、興味の限局という形にも現れます。お二人はご自分で、興味が限局していて、こだわりが強いと思いますか。

中村　メッチャそうだと思う。凝り性だし、オタクです。

池谷　私も自分の興味はかなり限局していると思います。幼稚園の頃は虫が好きでして、図鑑の何ページにどの虫が載っているか全部暗記してました。その後、興味の対象は鉄道や飛行機、拳銃《けんじゅう》、宇宙、釣りなど、時期とともに変化してゆきましたが、モノの構造やメカニクスにも異様に興味を示していました。基本的に対象は一つに限局されて、なんというか、大潮的なマイブームがあるのです。

中村　仕組みフェチなんだ。

ドクターX　マイブームがあって興味の対象に徹底的にハマるのは自閉スペクトラム症で広く見られる症状ですね。幼少期の鉄道マニアもそうです。ただ厳密にいえば、単にオタクというだけでは自閉スペクトラム症とは断定できません。「そうした傾向」という意味で自閉症広域表現型というにとどめておいたほうが無難です。[240]趣味やこだわりは、多かれ少なかれ誰にでもあるものです。

中村　でも、そういうオタク気質は、研究者としての仕事に生かされますよね。

池谷　オタク症であることに感謝しなくては。でも本当にいびつ。興味がないことはトコトンどうでもいい（笑）

中村　それは私も同じだな。

池谷　興味がないことって、放っておくでしょう？

中村　部屋が汚くたってどうでもいい。買い物依存症だったときの私の部屋なんて、買ったきり箱から出しもしない戦利品が山のように積み重なっていましたよ。

ドクターX　片づけられない症候群については、自閉スペクトラム症というよりもADHD特性かもしれませんね。そこは自閉スペクトラム症とは別の、細かい話になってきます。

池谷　なるほど、ADHD特性ですか。実際のところ、うさぎさんは注意力が散漫だったり、余計な動きが多い子でしたか。

中村　小学校の六年間は、通信簿にずっと「授業中落ち着きがない」と書かれていたな。今思い返してみると、ADHDっぽかったのかもしれない。小さいころの私はマンガ家になりたくて、授業中はずっと絵ばかり描いていました。とにかく落ち着きがなくて、授業中に勝手に席を立って歩き回ったり、窓辺に近寄って外を見ていることもあったみたいです。

ドクターX　「窓ぎわのトットちゃん」みたいですね。

中村　私はまったく自覚してないんだけど、「お前はやたらと手遊びするよな」と言われたこともあった。授業中に机の中から紙を出して折り紙を始めたり、ハサミで切ってみたり絵を描いたり、無意識のうちに勝手なことを始めちゃうみたいです。

池谷　私も小さいころから手遊びが多いほうでした。今でも同じようです。学会発表のときに私が座長をやっている様子を見ていた人から言われたのですが、片肘《ひじ》をつきながら、ずっと紙を折ったり広げたり、広げたり折ったり、やたらと落ち着きがなく、態度が悪いように見えたそうです（笑）

ドクターX　それは自閉スペクトラム症の人に特徴的な常同行為の一種かもしれませんね。[241,242]同じ行動を繰り返すことによって、自分の中でバランスを取る。重症の自閉スペクトラム症の人は、「フラッピング」といって手をずっとヒラヒラ動かしたりします。

中村　チックとは違うんですか。

ドクターX　チックはもっと速い動きですね。

池谷　私は無意識のうちにペン回しもクルクルやってしまうかな。

ドクターX　ペン回しは一時期流行になったこともあって、自閉スペクトラム症じゃない人もけっこうやっていると思います。いずれにせよ、うさぎさんや池谷先生は、ペン回しのような常同行為のおかげで落ち着く傾向は強いと思います。

中村　「ハンドスピナー」というクルクル回すオモチャがアメリカで大流行したけど、

あれも自閉スペクトラム症の人を落ち着かせる格好のツールなのかもしれない。

池谷 やったことはありませんが、ハンドスピナーを見た瞬間、私はハマりそうだと直感しました（笑）。だからあえて買わないのですが。

「挨拶をする意味がわからない」病

中村 実は私の場合、家族も少し変わったところがありました。特に父が変わっていまして、思ったことをそのまま言うことに強いこだわりがあるのです。父は商社マンだから社会性がありそうなものなのに、とにかく言いたい放題なんですよ。なにしろ近所で会ったヨソの家の子どもに「あっ、キミが××さんちの子か。頭悪そうな顔しているね」とか言っちゃう。母親があとで「何であんなこと言うの。失礼じゃないの！」と怒る。

池谷 お母様が家族の抑止力だったんだ。

中村 父は「本当のこと言って何が悪いんだよ」と呪文のようにこの言葉を繰り返す。そのとき私も「お父さんの言うとおりだ。あの子、全然賢そうに見えないしな」と思っていた（笑）

池谷　あはは（笑）。そんなふうに物事をストレートに考えすぎても問題ですが、私にも似たような社会性の欠如があって、「あまり挨拶《あいさつ》しない人」なのです。なんでいちいち挨拶なんてしなきゃいけないのか、とまでは言いませんが、「挨拶は社会の潤滑油だ」と言われる真の意味を、おそらく今でもきちんと理解できてはいないと思います。もちろん、学生には「研究棟でお客さんらしき人とすれ違ったときには、ちゃんと挨拶するように。挨拶するだけで全然印象が違うから」と指導はしていますが、自分は挨拶を、たぶんしていない。

中村　マジですか。もうちょっと社会性がある人だと思ってたけど、それはすごいな（笑）

池谷　いつ挨拶していいのか、タイミングがよくわからないんですよね。

中村　誰かと顔を合わせたら、その都度「こんにちは」と言うとか。

池谷　誰かとすれ違って目が合いそうになり、どちらかが挨拶する。これに微妙な時間的違和感を覚えるのです。だから、どのタイミングで声を発したらいいのか、その加減が推し量れない。そして気づいたら、挨拶もしないまますれ違っていた、ということもあります。幼い頃から自発的に挨拶してこなかったことのツケでしょうね。知識として「挨拶はすべきだ」と理解してはいるのですがね。他人からは「池谷は愛想のない人だ」と思われたり、「嫌われているのかな」と勘違いされているはずです。私にはそんな意図はないのに。

ドクターX 「私はそれでOKなんだ」と自己肯定して生きられたら、自閉スペクトラム症の人はみんな幸せなんですよね。症状について周囲の理解があるだけで、ずいぶんと違うはずです。でも、特に女性の場合は、そこを割り切れず、社会との間で悩んでしまう。人と会ったら挨拶するのが暗黙の了解になっている社会では、自閉スペクトラム症女子はかなりキツイ。女子校によっては「おはようございます」「こんにちは」とか「さようなら」とかいう挨拶が全部一つに共通化されていて、「ごきげんよう」という言葉がルールになっているところがありますね。いつ誰と会っても「ごきげんよう」と言っておけばいい。これはこれでラクです。

中村 それはミッション系の女子校かな。テレビ業界の人たちも、朝だろうが夕方だろうが、すべて「おはようございます」が挨拶だからラクなんですよね。

ドクターX 単純化されたルールで統一されている条件下では、自閉スペクトラム症の人は対応が楽になります。でも「この人に会ったときには居住まいを正して『お疲れさまです』と丁寧に挨拶しなければいけない」とか「この人はまったく面識がないから、挨拶してもしなくてもいい」と、ルールが複雑になると、どうしていいかわからなくなるんですよね。

中村　そういえば私もOL時代に「なんでお前はまともに挨拶しないんだ」と怒られたことがあったな。だって忙しいときは、挨拶みたいなどうでもいいことは真っ先に忘れちゃうじゃん。

池谷　そうそう（笑）。誰かお客が部屋に入ってくるたびに、いちいち「おはようございます」なんて言ってたら、挨拶してるだけで、仕事に集中できないまま一日が終わっちゃいますよ。だいたいからして、もともと顔を覚えるのが苦手なので、そもそもその相手が以前に会ったことがある人かどうかすらわからない。

ドクターX　今の会話、社会人としてだいぶおかしいです。お二人とも大丈夫ですか（笑）

池谷　いやはや（笑）。そんなこんなで、結局、人に会うのが面倒くさくなってしまうのですよ。たとえば、街で遠くに知り合いの姿が見えたら、挨拶したくないから、すれ違わないように手前の交差点を曲がってしまうような行動をとったこともありました。用もないのに遠回り（笑）。でも、相手の存在に気づくのが遅れて、もはや迂《う》回路《かいろ》がない場合には、突然に歩き読書なんか始めて、相手に気づかなかったフリ。でもまあ、大抵は気づかれてしまうわけです。「よお、池谷、久しぶり！」なんてね。

しかし、その場で急に何を話していいかわからないから、できるだけ早く「じゃ」と別れられるために、会話を工夫します。天気の話題は王道ですね（笑）。差《さ》し障《さわ》りのない近況などを伝えて、「また今度ゆっくり飲もう」とか、心にもないことを満面の笑顔で言う。この方法で気まずい雰囲気から三十秒ほどで無事に解放される。そんなテクニックを経験上学んでいるわけです。

中村　知人と別れた瞬間、「もう話さなくていいんだ」とホッとする。典型的なコミュ障だ。別に相手のことが嫌いなわけではない。ただ、どう気を遣っていいかがわからないので、面倒なだけなんですよね。

池谷　だから休日も、いかにも知り合いに会いそうな場所に遊びに行くのは避けます。今の私はそれなりに経験を積みましたので、そこまで内向的な性格ではなく、堂々とすれ違って楽しく会話もしますが、少なくともかつての私はそんな感じの若者でした。たとえば、学校からの帰り道が一緒になると困るので、同じ方向のクラスメイトが帰るまで五分待ってから学校を出るとか（笑）。そうやって結局なんとなく一人でいることを好むのですよ。

中村　「本当はひとりで寂しいんでしょ」とか言われたけど、それは絶対に違う。そういう気遣いをされること自体がそもそも面倒くさいってことを、周囲に気づいても

らえない（笑）

池谷　「僕らのこと付き合う価値もないヤツらだと見下してるだろ」と言われたこともありますよ。正反対ですね。むしろ見上げているくらい（笑）。社交性のある人が眩《まぶ》しいくらいに輝いて見えます。その活《い》き活《い》きとしたオーラが、余計に話しかけにくくさせているという事実が、なかなか相手に伝わらない。

中村　自分の中に踏み込まれたくないから、こちらからも相手に踏み込まない。それは、いわば「親切心」からなんだけど、相互に理解を深め合いたい人からは評価が低い。どうしてもわかってもらえない。当然、遊びも一人でできることが第一優先。

池谷　ＴＶゲームとか音楽鑑賞とか（笑）。友だちとやるゲーム、たとえば草野球やかくれんぼなんかは苦痛だったなあ。とくに嫌いだった遊びはハンカチ落としですかね。シンプルなルールながら、あのゲームは場の空気が読めないといけない。つらい遊びでした。

「そこはかとない生きにくさ」を抱える女性

ドクターX　うさぎさんのお父さんはかなり変わっているのに、お母さんは普通だと、

「両価性」と言ってどっちが正しいかわからなくなってしまいますね。思春期のころ、ダブルスタンダードが同居して気持ちが苦しくありませんでしたか。

中村　ウチの父親はクリスチャンなんですよ。父にとっての善悪の基準は、神様が決めるのです。母にとっての善悪の基準は、神様ではなくて、世間でした。子どものころの私は父の宗教に入る気はなかったんだけど、母が重んじる世間はもっと嫌だった。私は「世間なんかに生き方を左右されてたまるか」と思っていたわけです。それでどっちかというと父寄りに傾いていきました。

ドクターX　「自分の好きなように生きればいい」とダブルスタンダードを振り切れたのは、何歳くらいのことですか。

中村　うーん……いつごろからだろう。大学生のころは、まだまわりの顔色を気にしながら行動していたと思います。

ドクターX　大学生時代に不全感はありましたか。

中村　私は大学で自動車部という部活に入っていたんですけど、そこは体育会系で上下関係がきつくて、とても保守的でした。同志社大学には関西出身の人が多いから、私が突飛なことを言うと「横浜の女って変わっているな」と思われていたのでしょうね。大学内で私が浮いていたことは確かです。

ドクターX 自動車部は男子が多かったんじゃないですか。

中村 圧倒的に男子が多数派でした。

ドクターX そのほうが気楽だったのでは？

中村 えっ、なんでですか。

ドクターX 中高生時代は女子校だったわけですし、そこでは女性性をずっと求められてきたわけですよね。それはうさぎさんにとって、決して過ごしやすい空間ではなかったと思います。男だらけの体育会系の世界はコミュニケーションが比較的一方通行ですし、相手のことを十分に気にしなくても、みんなで適当にやっていける。自動車部の枠の中に入りこんでからは、女子校時代よりはだいぶ過ごしやすかったのではないでしょうか。

中村 いや、そうでもなかったですよ。女子校より体育会系の方が同調圧力を強く感じた気がする。体育会系の世界は、女子校とは違った暗黙のルールが別にあるじゃないですか。特に先輩後輩の上下関係とか、言葉遣いや挨拶の仕方とか、やたらと面倒くさい。

ドクターX 自閉スペクトラム症の特性が溢《あふ》れ出ながらも、無自覚に女性性を発揮して調整していたのかもしれないですね。と同時に、大学生時代のうさぎさんは、場の空気が読めないことをそれほど悩んでいなかったのかもしれません。まわりから「うっとうしいヤツだな」と思われていた可能性は高いですが、むしろそれを「個性」というブランドにして、本人はさほど気にしていなかった。

中村　「なんで私はこんなに人に嫌われて怒られるんだろう」と思うことはあったけど、「関西の連中の気質と合わないせいだ」とか「体育会のせいだ」と思っていました。

ドクターX　「何か違う」とは気づきながらも、周囲のせいにしていた、外因帰属型の考えだったわけですね。大学の部活程度の社会的場面では、そのような風変わりな対人関係様式であっても大方許容されるので「自分」について深く悩む必要はあまりありませんが、就職して社会に出ると、職場にもよりますが、社会的要求の度合いが増しますので、ついに自分の特性について悩みだし、その結果、精神科を受診される方もいます。とくに二十歳代の受診者が多くなっています。

池谷　就職活動の面接やエントリーシートでは、暗に「個性を見せよ」と要求しているのに、いざ就職すると全く逆で、個性的であることは、しばしばダメ出しされますね。

ドクターX　自閉スペクトラム症は男性と女性の比率は4：1と言われています。あくまで、これは表面上の数値です。自閉スペクトラム症の危険遺伝子のゲノム配置をみると、決して、性染色体に集中しているわけでなく、広く常染色体に分布しています。[243]だからというわけではないですが、自閉スペクトラム症の人数の男女の差には、そこまで大きな乖離《かいり》がない可能性もあります。

池谷　なるほど。女性は、もともと男性ほどにはデジタル的に生活しているわけではないので、社会的学習の結果として、なんとなく周囲に適応しているように見えている。だから「あなたは自閉スペクトラム症ですね」と診断されるケースが、表面上は、男性より少なくなるというわけですね。

ドクターX　そういう女性は、とりあえず集団に交じって皆と行動していますが、ご自身では、常に「そこはかとない生きにくさ」を感じている。心底から社会に溶け込んでいるという実感がない。幼少時からの成長の過程で、社会に適応するにあたって、それまでの失敗や衝突や、人々の無理解がトラウマになっていて、「空気が読めない自分」を自覚することで、かえって過剰に「ともかく空気を読まなくては」と無理している。いわゆる過剰適応です。でも本人がその事実に気づいていないことも多く、努力しているにもかかわらず、なぜか「自分は少し浮いている」という実感が残る。
私は、そういう特性を持つ「隠れ自閉スペクトラム症」の女性の実態にも興味をもって研究しています。

まわりの空気が読めない人々

池谷　うさぎさんは大学時代を今から振り返ってみると、当時は「がんばっていた感」はありますか。

中村　がんばっていたつもりなんだけど、そのがんばりはまったく人に認めてもらえなかったかもしれない。

ドクターX　過剰適応していた可能性が高いですね。比較的社会性が高い女性の場合は、自閉スペクトラム症特性と過剰適応があいまって、不自然な特性に陥ってしまうケースはよくあることです。自分に自信が持てずに偏屈な劣等感を覚えたり、陰口を言われているのではと被害妄想が強くなったり、相手の言動には裏があるのではと猜《さい》疑《ぎ》心《しん》が強くなったりもします。

中村　そうですね。大学の女友だちにも、独特な人だと思われていたみたいです。大学を卒業してOLになってからも、大きな声で下ネタを言ったりするので「一緒にいると恥ずかしい」と言われたことがある。

池谷　あはは（笑）。私も下ネタをよく口にしています。公衆の面前での下ネタが平気なのは、空気が読めない人の特徴ですよね。

ドクターX　社会的な重要性の認知が希薄だと、「普通こういう場では下ネタは言っちゃいけないな」とは思わないのです。

池谷　まさにそれだ。「別に下ネタを言ったっていいじゃん」と思っちゃう。いや、厳密には違うな。そんなふうに開き直ってすらいない。自然にそうなっているのです。

中村　うん、私も同じだ。言っちゃいけない場面で下品なことを口走って、人から嫌われる。大人になってからは「そういう生き方で全然構わないのだ」と居直ると、ますます好き勝手にやるようになっちゃった。

池谷　いやいや、待ってくださいよ。今の私は、ようやく学習してきたので、下ネタをあまり言わないですよ。職場での立場というものもありますし（笑）

ただ私の場合は、今の説明の流れとは違う形で自分の「下ネタ癖」を捉えています。下ネタを社会との接点として活用しているのだと思うのです。たとえば、幼稚園児は「うんち」や「おしっこ」などの汚い言葉が大好きですよね。汚い言葉を口にすると周囲の大人や友だちが何らかの反応をしてくれる。少なくとも周囲から無視されないで済む。これと同じです。私のように社会性の低い人が、もっとも手っ取り早く「自分は社会とつながっているんだ」という実感が得られるのは、なんといっても下ネタです。もちろん下ネタでなく、珍妙なおちゃらけでもいいです。

中村　太宰治の著した『人間失格』では、知能の高い主人公が、わざとふざけたふりをしてクラスメイトの笑いをとる、なんとも心理的に冷めた場面がありますよね。

池谷　中学生の頃に読んで、その主人公に共感しました。たぶんモデルは著者本人ですよね。こちらが意図的におちゃらけたところで、周囲は単に気を遣って反応してくれているだけ、あるいは心理的嫌悪《けんお》の裏返しとして反応してくれているだけかもしれませんが、少なくとも自分の言動に人々が反応してくれていることは、紛れもない事実です。それを実感するだけで社会的疎外感はずいぶんと減じ、自己承認欲求も満たされます。私の下ネタは、そうしたお手軽感に甘えているのかもしれません。そうした方法でしか社会との接点を見出《みいだ》せない不器用さが、私の自閉スペクトラム症っぽさでもあります。

ドクターX　自閉スペクトラム症の方の会話の特徴は、なにも下ネタに限りません。いや、厳密に言えば、自閉スペクトラム症だったら、誰もが下ネタを言うというわけではありません（笑）。たとえば、会話の流れが急に変わることも特徴の一つですね。[244]

池谷　図星（笑）。会話している最中、どこか心ここにあらずで、現実と空想とを頻繁に行き来するので、話題が飛躍してしまうのです。たとえば、コーヒーの香りについて仲間と盛り上がって会話しているのに、どこか上の空で、心の中では内言として「この前のコーヒーは美味《おい》しかったなあ」「ん？　最近あの喫茶店はセールをしていたぞ」「セールと言えばそろそろ年末だ」などと考えていき、そして、つい口にしています。「今度のお正月休みはどこに行くの？」。もちろん周囲の人は突飛な展開に驚くことになります。私のなかでは整然とつながっているのですけどね。

ドクターX　そうした文脈の飛躍は、自閉スペクトラム症の特徴の一つですよ。そこまで論理的に文脈がつながっていなく、単なる不注意によって生ずることもありますけれども。ついでに言えば、会話中に内言に没頭しているから、周囲からは「話を聞かない人」と思われがちです。

池谷　会話中に相手の目も見ないですから余計に勘違いされる。ちなみに私の場合は、本当に聞いていないことも珍しくないです（笑）

結婚と離婚の苦い記憶

ドクターX　うさぎさんがまわりの空気を読むのをすっかり諦《あきら》めて、自分を全開に出し始めたのは何歳ぐらいからですか。

中村　たぶん三十歳前後からだと思います。私、三十歳手前のころに結婚したんですよ。でもホラー映画の『シャイニング』みたいな闘いが家庭で続いて、あっという間に離婚しちゃいました。

ドクターX　でも、結婚した当時は好きだったんですよね。

中村　五年くらいつきあってから、流れに逆らえず結婚しました。早々にセックスレスになりましたし、ドアを蹴破《けやぶ》られたり、ケンカもひどいものでした。結婚した当初は、彼が望むようなご飯を作ろうとか、自分に向いていない努力をしていたんですよ。スピード離婚してからは、二度と結婚もしないし好きに生きようと決めました。

ドクターX　元御主人は、うさぎさんに女性性、あるいは社会性をけっこう求めてくるタイプの男性でしたか。

中村　共働きだったのに、前の夫は「家事は女がやるものだ」と言い張っていました。収入は私のほうが上なのに、「女がメシを作るのは当たり前だ」「なんでお前は家の掃除をしないんだ」なんて怒る。「あんたがしなさいよ」と言ったら、掃除機で殴られたことがあったな。男女間のジェンダーのぶつかり合いもあったし、イヌも喰わない些細《ささい》な理由でしょっちゅう大ゲンカしていました。

ドクターX　心の中では「こんな男は本当に嫌だ」と思いつつも、御主人ベースで結婚生活を送っていましたか。

中村　ダンナの顔色をうかがっていました。気を遣わないと暴れるから。

ドクターX　短い結婚生活の最中、御主人の前で自分を出せていた感じはありますか。

中村　最初は我慢しているんですけど、限界を超えるとこっちもブチギレちゃう。我慢すればするほど、爆発したときの反動はよりいっそうデカくなりました。

ドクターX　御主人の言葉は、そのまま信用することができませんでしたよね。心から、感情的な疎《そ》通《つう》性をもって関わるのも厳しかったと思います。たとえば「お前のことが好きだよ」と言われたときに、普通はすぐに「ありがとう」とか「私もだよ」と返します。アナログ思考の人は、細かいことまでツッコまずに適当に調整して「好き」という概念を受け入れるんですよ。自閉スペクトラム症の人は「具体的にどこが好きなのか」とか「百点満点で言うと何点分好きなのか」とか頭の中でデジタルに分析してしまって、相手の言葉をすんなり受け入れられません。

中村　愛情という当たり前の感情が伴わず、ロジックばかり頭の中に浮かんできちゃうのか。あのころは若かったし、私の場合はどうだったんだろう。よく覚えてないな。
　実はその元夫も、大学時代につきあっていた彼氏も、別れてしばらくしてから、実は浮気をしていたことが発覚したんですよ。いつも近くにいたのに、全然気がつきませんでした。普通の人だったら「ちょっとおかしい」と心配するところを、まったく疑いもしなかった。やたらと帰りが遅くなる日が続いても「忙しいんだ。以上」で終わり。

ドクターX　それは「字義通りに解釈する」という自閉スペクトラム症の特性ですね。

中村　私も朝帰りすることはあったんですよ。ゲームライターをやっていたころは、編集部に詰めて平気で徹夜で仕事をしていました。だから「そんなのはお互いさまだ」と思っていたわけです。なのに、実は私の知らないところで別の女がいた。「私ってこんなことにもまったく気づかないほど鈍感なのか」と自分にびっくりですよ。

ドクターX　うさぎさんは、これまで複数の男性とおつきあいされてきましたよね。「もしかして、この人は私のことを好きだと言いながら、ほかの誰かと浮気しているのかな」と思ってしまう関係性の人はいましたか。すべての男性に対して疑いをもたず、言われた言葉をそのまま受け止めていましたか。

中村　ホストクラブにハマっておかしくなっていたころは、ホストから「好きだよ」と言われても「キャバ嬢と同じ営業だろう」と疑ってましたけどね。恋愛関係になった男の人には、そういう疑いの感情はもたなかったんじゃないかな。ちなみに今の夫はとても優しいですし、彼が言うことは全然疑いません。ほかの人から「あなたのここがダメなんだよ」と言われたらムッとするけど、夫から言われると「あっ、そうなんだ、やっぱり」と納得しちゃう。

ドクターX　御主人はゲイでしたよね。

中村　ええ、そうです。夫とは異性同士としての恋愛感情もないし、セックスもない。考えてみれば、恋愛感情がないおかげで、駆け引きしている感じが全然ないんだな。

ドクターX　親友に近い関係ですね。

中村　はい。恋愛感情が介在すると、どうしても駆け引きが生まれるじゃないですか。そこがすごく苦手なんですよ。「あんたは本当にそう思って言っているのか。別の意図や目的があって、そういうことを言っているんじゃないのか」なんて考え始めたら、所詮《しょせん》は他人同士なんだし答えが出ない。

ドクターX　となると、一人でいたくなりませんか。四六時中、一つ屋根の下で一緒にいるのがしんどくなりませんかね。

中村　うん。恋愛関係だったら、今の夫との生活は面倒くさくなるでしょうね。相手がゲイだから、お互いうまいこと距離を取れているのかもしれない。

ドクターX　そこが自閉スペクトラム症の人の悩みの種でもあるんですよ。自閉スペクトラム症の人は、恋愛関係にある異性のことをなかなか信じられない。

中村　デジタル信号が嚙《か》み合わなくて、ノイズが生じちゃうのか。男との恋愛関係がなかなかうまくいかなかったのは、私の自閉スペクトラム症特性が深く関係していたのかもしれませんね。

池谷　恋人同士の「好きだよ」という言葉でなくても、私の場合はもっと身近な言葉、たとえば、人から褒められたり、感謝されたりしても、素直に喜べないのです。

中村　わかります。どんな裏の意図があって言っているのと疑ってしまう。

池谷　私は教師をしていますから、学生のよいところを見つけて、褒めて伸ばしてやるのが仕事です。つまり、褒めたくなくても褒めなくてはならない、いわば偽善の毎日です。そんな嘘《うそ》をつく日常を送っていると、他人も同じだろうと勘ぐってしまいます。せっかく他人に褒めてもらっても「その発言は真意か」と疑うクセが身についています。もったいない。この特性は、いわば職業病だと思っていましたが、そうとは言い切れないわけですね。

中村　自閉スペクトラム症であるがゆえに、人の心を読むことができないからこそ、他人の言葉に確信が持てずに何でも疑ってしまう猜疑心が、長年の経験によって身についてしまったのか。

ドクターX　相手も同じ自閉スペクトラム症だったら案外と波長が合うこともあるのですが、そうでないと、言葉の端々や言い回しが気になってしまうのです。

池谷　自閉スペクトラム症同士だったら波長が合うという事実は重要です。実際、ウマが合うことを示した論文があるのです。[245] 言われてみれば、私の数少ない友人は、ほぼ皆さん、オタクの傾向があります。興味や趣味が合うからだけでなく、お互いに自閉スペクトラム症だから仲がいいという可能性があるわけですね。お互いがお互いを気にしないから、一緒にいて気が楽なんですよね。

中村　自閉スペクトラム症は自閉スペクトラム症と結婚する確率が高いということか。となると、両親の遺伝子がブレンドされた子もまた自閉スペクトラム症だろうから、自閉スペクトラム症は進化的に淘汰《とうた》されずに、永遠に再生産の連鎖が続く運命にあるのか。

ドクターX　あくまでも確率論ではありますが、傾向としてはそうなりますね。自閉スペクトラム症は歯車みたいなものです。噛み合う人とはしっかり合うのですが、合わないとさっぱり合わない。一般の方は、もっとなめらかなベルト車です。どんな相手にも違和感なく自分を合わせることができます。

お世辞とオベンチャラが大嫌い

池谷　話を戻しますと、学会などに参加すると、他の研究者から「池谷先生の今回の研究結果、おもしろいですね～」とか「池谷先生、最近はすごい活躍ですね～」と褒められても、その言葉をそのまま信じられません。「どういう意図があって、この人はわざわざこんなことを言うのだろう」と思ってしまう。

中村　それは私もわかるな。「ファンです」とか話しかけられても、特にうれしくない。

池谷　「この人は私からどういう情報を引き出したいのか」とか、「私の前ではそうは言うものの、陰で私のことをどういうふうに言ってるのだろうか」と勘ぐってしまう。わざわざ面と向かって褒めてくる人を、どうも私は好きになれません。

学会には必ず懇親会があるんですよ。本当はただの親睦《しんぼく》のためなのでしょうけど、情報集めとか妙な駆け引きの場になっているような気がして、ちっとも楽しめない。もちろん社交の場は必要なことだと頭では認識していますから、きちんと参加しますけど、どちらかと言えば、義務感ですかね。

ドクターX　そういう感覚は、何歳ころからもつようになりましたか。

池谷　コロンビア大学に留学したのが三十二歳のときですが、それよりも以前ですね。大学の助手になって、学会に頻繁に出席するようになった三十歳前後からだと思います。

ドクターX　不思議ですね。

池谷　自閉スペクトラム症の方は、普通はもっと早くから私のような感覚をもち始めるものですか。

ドクターX　子どものころに始まる場合もあると思います。小学校で先生から「今日はよくがんばりましたね！」なんて言われても、「がんばるのは当たり前じゃないか」と思っちゃう。常に「本質は何か」というところを求めるので、社会的な上《うわ》っ面《つら》のお世辞を聞くとしんどいのです。

池谷　「そもそも何の目的で生きているんだろう」とか「私に今見えていないものが存在していることをどうしたら証明できるのだろうか」とか「私が属しているこの世界は本当に実在しているのだろうか」とか、そうしたメタ認知的な違和感は、小学生のころからバリバリにありました。でも、褒められるのが嫌いになったのは、どんなに早く見積もっても高校生以降だと思います。それより以前は、褒められれば素直に嬉《うれ》しかった（笑）。そう言えば、うさぎさんの本は、常に「本質を求める」という探究心が通奏低音となっていますね。「女とは何か」という問いを、身を挺《てい》して考えていらっしゃいます。

中村　それはあるかもしれません。

池谷　普通の人は、上っ面のお世辞や表象的な現象を排した「本質」なんて、気にしないのでしょうか。たしかに現実なんて、タマネギみたいなもので、本質を求めて皮を剝《む》いていったら、最後に何も残らない可能性もありますよね。つまり、「本質なるもの」を仮定すること自体が虚構にすぎない可能性もあるわけです。そうと知りつつも本質を知りたいんですよね。

ドクターX　私も著書を何冊も読んで感じたのですが、うさぎさんは本質を求める気持ちが異常に強い。すると、社会的な出来事とソリが合わない場面がけっこうあるのではないでしょうか。本質を求めるがゆえに「人生は一回きりなのに、なんでこんなことをしなきゃいけないのか」とイライラしてしまう。「なんでこんな扱いを受けなきゃいけないのか」と傷つきやすくなってしまう。

中村　はい。でも私は、みんなが私と同じ疑問を抱えているのだろうと思っていましたよ。

池谷　生きることの意味や価値といった哲学的な観点を、まったくもたなくても平気な人は少なくないですよね。

中村　みんな忙しくて考える暇がないだけで、心のどこかでは哲学的な本質論が気になっていると思っていたんだけどな。私のような考え方は、普遍的ではないのかもしれないのか。

自閉症女子とマウンティング

中村　私は以前、デリヘル嬢を体験取材して『私という病』という本を書きました。「女の魅力ってどうやって測るのだろう」と考えたときに、デリヘル嬢をやれば指名の本数でわかると気づきました。

男のモテって、バレンタインデーにもらったチョコレートの数とかで数値化されますよね。ところが女子校だと、誰がモテるのか、誰がブスなのか、誰がイケてるオシャレさんなのかはまったく数値化されません。大人の女の世界でも、本当は全然モテてないのに、インスタグラムやフェイスブックでイケてるフリを装《よそお》ったりして、正しいモテ判定を数値化したり、可視化したりはしませんよね。

池谷　うさぎさんは勝ち負けをはっきりさせたいというよりも、そこを数値化することが目的なんですね。評価の絶対的基準を求めているというわけですか。

中村　スッキリしないんですよ。だって評価の絶対的基準が何もなかったら、モテてるとかイケてるとか、ブスだとか人気がないとか、全部自分の勘違いかもしれないでしょ。

ドクターX　数字にこだわるところが、自閉スペクトラム症女子に特有のデジタルな発想です。

中村　男子って、チョコレート以外にも数値化される基準が多いですよね。

ドクターX　多いと思います。身長もそうだし、成績もそう。運動神経もですね。

中村　社会人になったら収入やステイタスもはっきりしてきますしね。

ドクターX　あるパラメータで足りないところがあったとしても、ほかで補って総合点を高めることもできます。最近「マウンティング」という言葉がはやっていますけど、総合点を競って自分が優位に立とうとすることですよね。でも、自閉スペクトラム症女子は、自らマウンティングしたがらないと思います。人と比較されるのが嫌ですし、他人と自分を比較すること自体に意味がないと思っていますから。

たとえば美魔女的な服装を好む女性がいます。多くの女性は、あれを心からやりたがってわざわざ美魔女に変身するのでしょう。自閉スペクトラム症女子の中にも美魔女的な服装をする人がいますが、実は内心「こんなカッコしたくねえよ」と思っているフシがあります。「自分はこんなことをやるべきではない」と思いつつも、女性として何らかの評価を得たいので、仕方なく美魔女になる。

中村　私の場合は「仕方なく」ではなく、着飾ったりきれいになることが心から好きなんですけどね。

ドクターX　自閉スペクトラム症の女性は、小さいころからうれしくもないことを無理やりやらされて苦しんでいるケースがよくあります。お母さんの影響や学校教育のせいで、女の子はともかく女性性を求められます。それが嫌で仕方がない。だって「女性性を演じることに何の意味があるのか」と根本的に疑っていますから。

自閉スペクトラム症が疑われる女性が外来診療にくると、私は「一回きりの人生でまずは何をやりたいと思いますか？」と丁寧に話を聞いていきます。すると、やはり女性性をまとうことではなかったりするのです。男と同じように、家ではパンツ一丁で歩き回りたい。でも、それを実行したら、かなり変な人だと見られてしまいます。

中村　「ヘンな人と見られてもいいじゃん」と開き直れたらラクなんですけどね。もっとも、会社員や公務員だとそうもいかないかもしれないけど。私みたいに自宅で仕事をしているフリーランスの自営業者は、一日中パンイチで暮らしていても、パジャマのまま近所へ出かけても誰からも文句は言われませんからね。

池谷　あはは（笑）。でも普通はそこまで大胆にはできないので、ともあれ世間の基準に合わせないといけない。

中村　かといって、現実はどう合わせてよいかがわからずに、生き方も志向性もブレがち。

池谷　だから外部にわかりやすい基準が必要になるわけですね。たとえば数値化という客観的な指標があれば、それに準じた行動を取ることができる。私の場合、それがブランド志向に現れているように思います。一般的なブランド商品もさることながら、たとえば趣味のクラシック音楽でも、本来なら自分が好きなものを聴いていればよいはずなのに、評論家の評価の高い楽曲や世間の評判のよい指揮者を選んで聴く傾向があるのです。あるいは旅行先では世界遺産を訪問するのが好きなのですよ。好きというよりなんとなくの義務感かな。世界遺産というラベルは、一定の審査と評価を受けたという一つの証拠ですよね。そうした指標を参考にしながら、自分の行動を選択する傾向があるのです。

中村　自分の選択に自信がないから、ブランドという世間の判断基準に頼っている。

私も買い物依存症でブランド品もたくさん買ったからわからなくもない。

池谷　私のブランド好きの心理がどこから生じているかを、改めて自分に問い詰めてみると、結局のところ、社交性が乏しいことに原因があるように思うのです。センスや嗜好《しこう》も人とちがって独特なので、ふと気づけば仲間から浮いています。ストレートに「センス悪いね」と言われたこともあります。そうした疎外体験を何度も積むことで、いまでは逆に、人から浮かないよう敏感に配慮しすぎているのかもしれません。

中村　社会的防御手段として「とりあえずそのブランドを好きになっておけ。そうすれば浮かない」みたいな。

ドクターX　ブランドの中身の魅力に惹《ひ》かれるより、ブランドというラベルに惹かれている。となれば、そのブランド好きは、後天的な過剰適応の結果でしょうね。

中村　ブランドが大好きでたまらないというわけでもないんだ。

池谷　もちろん質の良い製品や工芸品には、素直にいいなあと憧《あこが》れますよ。でも、それを選択することに対して、どこか義務感があるし、妙な息苦しさがあるのです。そんな些細なところにも生きにくさを覚えます。これまでクラスメイトと一緒に小中高を過ごしてきた間も、社交性に欠けていて人を避けてきたために、同じ年月を生きてきても、普通の人と同じような人間社会での揉《も》まれ方をしていない。社会トレーニング不足。だから人間としてのバランスが悪いし、自分に年齢相応の自信が持てない。どこか世間に対してオドオドしている。

「シマウマ人間」と「ワシ人間」

ドクターX　自閉スペクトラム症の人を喩《たと》えるときに「ワシ人間」という言い方があるんですよ。動物で言えばワシという意味です。

中村　自閉スペクトラム症じゃない健常発達の人は、どの動物に喩えるんですか。

ドクターX　「シマウマ人間」です。肉食のワシは男性性、草食のシマウマは女性性とイメージしてみてください。ワシは超デジタル思考で、自分の波長にノイズが入るような行動はしたくない。でもワシ人間は、社会や親からシマウマ的な価値観を強要されてしまう。強い同調圧力にさらされてシマウマを演じ、「こんな人生つまらないな」と不満を感じながら、実は自分がワシだという事実に気づいていない。

中村　本当は肉食のワシなのに、無理やりシマウマと一緒に草を食わせられたらたまったもんじゃない。

ドクターX　つらいに決まっていますよね。自分はワシなのに、シマウマの着ぐるみをかぶって、加わりたくもないシマウマの世界に参加している。

池谷　「自分はワシ人間である」と気づいていない人、つまり自分が自閉スペクトラム症であることに気づいていない人は、実際、多いのでしょうか。

ドクターX　多いでしょうね。無自覚にシマウマ人間を演じているから、つらいとは感じていますが、そのつらさの原因がどこにあるのか当人にはわからない。なにせシマウマだらけの世界に生まれ育っていますから、自分がシマウマでないという可能性に思いを巡らせるきっかけがないわけです。この場合の一番の対症療法は、自分がワシであることを知ることなのです。自閉スペクトラム症女子であっても、自覚的にシマウマをかぶって擬装することができれば、かなり楽な生き方になりますよ。自閉スペクトラム症の人は思考をデジタルに立て分けるのが得意ですから、自覚的にシマウマになってしまえばいい。きれいにお化粧してパーティに参加して、女子トークをして家に帰ってくる。「ああ疲れた。くだらん女子トークに付き合わされるのもかなわないなあ」と自分に向かって放言すればいい。

中村　「それもこの社会で生きるためには仕方ねえしなあ」と開き直ればいいのか。

ドクターX　根っからシマウマ人間の女性たちは、その生活スタイルに違和感がないわけです。友人のパーティに参加したり、ホテルのレストランでランチしながら、コーヒー一杯で粘って二〜三時間も人のウワサ話を続ける。シマウマ人間は「これこそ楽しい人生だ。私は充実している」と心から思っているわけです。

中村　ワシ人間は「そんなくだらんことで時間を無駄遣いしたくない」と人間関係を遮断しちゃえばラクだけど、社会接点を失うリスクがあります。

ドクターX　そこで「こんなことを強要されるのはウンザリだけど、社会性を獲得するためには仕方ない」と認識して、あとで「やれやれ」とガス抜きする。そうすれば、自閉スペクトラム症の人も、この社会で幸せになれるはずです。ただ今のところ、当人が「世の中にはシマウマ人間とワシ人間が混在している」という事実を理解できていないことが多いので、私は診察時にそこを丁寧に伝えていきます。

池谷　当人はもちろん、できれば社会側にも知って欲しいですよね。車椅子《くるまいす》の身体障害者については、エレベーターやスロープや特別駐車場所などのように、社会がずいぶんと整備してくれて、幅広い支援が得られています。一方、発達障害についてはまだまだですね。心の障害は世間の認知度が低い。当事者本人さえ、自分の症状に気づいていないことも少なくない。身体障害とは異なり、心の内面は他人と比較することが難しいから、対応が遅れるのは、ある程度仕方がないのですが、でも実状はもう少し特殊で、「察しが悪い」という自閉スペクトラム症の症状そのものの特性から、自分が当事者であることを自覚できていない人がいるようにも思います。

中村　「自分はワシ人間である」ということに自らが気づいていない自閉スペクトラム症の当事者は、「この社会はなんでこんなに生きづらいのだろう」と人知れず葛藤《かっとう》している。

ドクターX　「草なんか食べたくないのに、自分は何のためにこのシマウマ社会で生きているのだろう」と苦しんでいる。「世の中にはワシ人間もいるのだ」と知らなければ、「肉を食ってもOKなんだ」というアイデアすら浮かびません。だから私たち医師は「あなたは本当は肉を食べたいんでしょ。だったらたまには家の中で素っ裸になって、ステーキにかぶりつきなさい。そのかわり家から外に出るときにはちゃんとオシャレして、便宜的にシマウマの着ぐるみをかぶりましょうね」と教えてあげる。そうすれば、自閉スペクトラム症の人も葛藤を減らしながら社会性を獲得していける可能性が高まります。

高学歴エリートと不適切キャラ

中村　今ドクターがおっしゃったような悩みを抱えている人は、どういうタイプに多いのでしょうか。

ドクターX　自閉スペクトラム症特性をもっている人、より正確に言うと高機能自閉スペクトラム症の人は、東大生や医学生など高学歴の人に多いと言われています。

中村　「高機能」というのは、自閉スペクトラム症の症状の濃度をあらわしているんですか。

ドクターX　いえ、ここで言う「高機能」は知的レベルを示していまして、IQ七十以上の自閉スペクトラム症を指します。IQ（知能指数）が七十未満だと知的障害という診断がつきます。古典的な意味での「自閉症」の方の多くは、自閉的な特性と知的障害が合併していました。ところが近年、「そうではない自閉症の人もいるのではないか」と提唱され、高機能自閉スペクトラム症という概念が出てきたのです。[246]

池谷　自閉スペクトラム症の遺伝的傾向と知能の高さは正に相関することが示されています。[247]知的障害のある自閉スペクトラム症の方も含めて全体の平均値として見たとき、自閉スペクトラム症は、健常発達者よりも知能が高いと算出される。それほど、高機能自閉スペクトラム症の人数が多いということの証拠です。

ドクターX　高機能自閉スペクトラム症の人は高い知能だけでなく、並みはずれた集中力があるので、試験勉強に没頭するとハイスコアを取るんですよ。自閉スペクトラム症特性の人は、システマティックに試験が設計された学歴社会では高得点を取りやすいのだと思います。一人で黙々と挑むことのできる「受験」という制度には、性格的に向いている。

池谷　東京大学や京都大学などの高偏差値の大学や、あるいは医学部には、平凡な勉強量だけで合格することは難しいでしょうし、試験をパスするためには、テクニックというか、ある種の特殊な能力が必要です。

ドクターX　ただし、試験勉強ができるかどうかは、賢いかどうかとは別です。

池谷　「典型的な東大生をイメージしてください」と訊《き》かれると、多くの方は「成績はよいが融通が利《き》かず使えないヤツ」「外見を気にしないオタク」を思い浮かべるのではないでしょうか。この人物像こそが高機能自閉スペクトラム症の特性そのものですね。実際にはこれに該当しない東大生の方が数としては多いのですが、高機能自閉スペクトラム症は目立つのですよ。普通じゃないから目を引くし、印象にも残りやすい。だから世間では「東大生」というステレオタイプなイメージとして定着しています。

中村　偏差値秀才であっても、生活能力が欠如していたり、人の気持ちをまるで察することができずに尊大な発言をしたりするダメな男もいるもんな。「知識」と「知恵」

の違いですよね。「得点を取りやすい特性をもった人種」くらいに突き放して見たうえで、人間性や生活力は別の尺度で判断したほうがいいのかもしれない。

ドクターX　成績優秀な男の子の場合、学校の先生も親も「お前は挨拶《あいさつ》なんかしなくていい。今は将来のために勉強をがんばれ」と言って拍手するケースが多いと思います。女の子の場合、顔も洗わず寝ぐせがついた髪で人前に出たら叱《しか》られますし、成績優秀であっても女の子らしさも要求されると思うのです。高機能自閉スペクトラム症の当事者の場合、男性と女性では悩むポイントが違います。

中村　十代のころを思い返してみると、まわりの人に気を遣おうとしたときに、どこまで気を遣っていいのかが私はわかりませんでした。気を遣うって、つまり相手の裏を読もうとするわけですよね。友だちと普通に会話していても「本当は家に帰りたいのに、無理して私の話を聞いてくれているんじゃないか」なんて考え始めると、どうしていいかわからなくて立ち往生しちゃいます。キョドったらなおさらヘンなヤツ扱いされるから、動揺はできるだけ心の中に押しとどめたりして。でも、それはみんな同じだと私は思っていたんですよ。

ドクターX　それこそが自閉スペクトラム症に見られる症状の一つですね。「どこまで気を遣えば」と考えること自体がデジタル思考です。「本当は家に帰りたいのに……」という箇所も、自閉スペクトラム症ではない人でも、そう思わないわけではないですが、それを解釈した上で「そんなものでしょう」と折り合いをつけられるのです。本質を求める自閉スペクトラム症の人は混乱して、とりあえず、これまでに学習した表層的なテクニックで、社会的に点数の高い態度を取ろうとします。

池谷　自閉スペクトラム症の学生は、先生や先輩に対して慇懃無《いんぎんぶ》礼《れい》というか、過剰に丁寧で低姿勢なのです。かと思うと、ほかの友だちや後輩には、とても失礼なことや高圧的なことを平気で言ってしまったりする。社会的バランスがうまく取れていない。

ドクターX　そんなことを周囲から指摘されたり、違和感を自分で感じ取ったりしながら、結局は人付き合いが面倒になり、一人でいることを選んでしまう。

池谷　私は電話が苦手なんですよ。相手の顔や姿が見えないのに、声だけで空気を読んで会話しなくてはならない。Eメールはまだましです。リアルタイムで会話のやり取りがあるわけではないので、じっくりと相手の心理を考えてから返信する余裕があります。

中村　そうした対人関係の気遣いが面倒くさすぎるから、私はある時期から「不適切キャラ」になりきることに決めたんですよ。ゲーム雑誌でライターをやっていたころ、よくこんなことを言われたな。「あんたって一番言っちゃいけない場所で、一番言っちゃいけない言葉を、一番言っちゃいけない相手に言うよね」。この特性は、六十歳に近づいた今になってさらにエスカレートしているかもしれない。

ドクターX　あはは（笑）。それでいいと思いますよ。うさぎさんは成功者じゃないですか。「不適切キャラ」をそのまま前面に出して社会が受け入れてくれる人なんて、ほとんどいませんよ。いわば役得。特異なキャラであり、特異なキャリアです。

中村　たまたまそのゲーム雑誌の編集部はオタクだらけだったので、「不適切キャラ」でも排除されませんでした。たとえば、編集部のメンバーに不倫のウワサがあると、「中村、行け！」と言われてノコノコそいつのところへ出かけて「××ちゃんと不倫してるんですか？」といきなり直撃取材しちゃう。

ほかにも、スタッフの中にすごく体臭がキツい人がいたんですよ。そいつのところへ行って「あんた臭いよね。たまには風呂《ふろ》に入りなよ」と言っちゃう。「中村、言え。お前なら言える。お前しか言えない」とけしかけられて、言っちゃいけないことを、言っちゃいけない人の前でよく口にしてたな……。

池谷　そういう個性として周囲からおもしろがられ、そして重用されていたところもあるわけですから、すばらしい着地点ですよね。そして、それを受容する職場もまた、すばらしい環境です。

ドクターX　「不適切キャラ」を演じているときは、とても心地良かったんじゃないんですか。

中村　メチャクチャ楽しかった。

ドクターX　ですよね。

中村　「これを言っていいんだ。みんなが私に期待しているしな」と思いながら、わざわざ顰蹙《ひんしゅく》を買いに行く。あの時期は、それまで生きてきて一番楽しかったです。

ドクターX　おそらく池谷先生にも、少し似たところがあるんじゃないかと思います。陰で悪口を言っている人もいるかもしれません。でも、そのことに本人は気づかないし、気づいても気にもしない。「あんなヤツに何を言われたって、痛くもかゆくもない。オレのサイエンスを理解していないだけじゃないか」くらいに強く言い放ってしまえば、苦しい人生を歩まなくても済みます。研究者の世界は、論文を書いて評価されてナンボですしね。成果を数値化しやすいデジタルな世界です。

池谷　ちょっと待って下さいよ（笑）。悪口はさすがに気にしますよ。おそらく鈍感だから気づいていないのだと思います。質実剛健を潔《いさぎよ》しとする科学の世界にあって「けしからん、本なんか出してチャラいヤツだ」と先輩研究者にさんざんイジメられましたから、一応、これでも悪口にアンテナを巡らせているつもりにはなっていますが、でも、社会性の欠如した私の能力では人の心を読むことに限界があります。

そうか、今気づいたのですが、私も、うさぎさんみたいに「不適切キャラ」として堂々と歩めばいいんだ（笑）。いや、待てよ。実は、すでに研究者としては自由にやってはいるんですよね。私の研究テーマや進め方は独特です。そこは自覚があります。そもそも科学者という仕事は、皆と同じでは「商売あがったり」ですから、特異な自分のままでいいと割り切っている。これこそがドクターのおっしゃる「不適切キャラ」としての開き直りそのものですね。

ドクターX　確かに池谷先生の研究は独創的ですね。でも、注意してくださいね。そうやって開き直る態度も良し悪《あ》しです。自閉スペクトラム症の方は空気が読めない不適切キャラですので、いじめの対象になりやすいのですが、一方で、自分が上司になったときにはパワーハラスメントなどの加害者にもなりやすいというデータもあります[248]。相手の心が読めない、相手を人間として見ないなどの気質は、自閉スペクトラム症の典型的な特性の一つで、ハラスメントの起爆剤にもなるのです。そして、ハラスメントをしている人は、その事実に無自覚であることが一般的です。

池谷　普通の人よりも自分の言動に注意しなくてはならないってことですね。気をつけなくては。

なかなかイケない腐女子のセックス

ドクターX　うさぎさん、少し下ネタに移ってよいですか。

中村　もちろん。何でもどうぞ。

ドクターX　うさぎさんって、すごく好きな人とセックスするとき、イケますか。

中村　イケない。相手の反応とか顔色なんかを、ものすごく気にしちゃうから。

ドクターX　そんなに本気でもない人が相手だと、ちょっと違いますか。

中村　どうでもいいセフレが相手だと、真面目《まじめ》になれなくて結果イケない。

ドクターX　どういう人が相手だと、満足のいくセックスになりますかね。

中村　めったにイカない。オナニーのほうが全然イケる。

ドクターX　けっこう頭でっかちになっちゃうんですね。

中村　そうです。相手が目の前にいると、やたらと気を遣っちゃう。

ドクターX　相手のコンプレックスとかも気になったりするでしょう。

中村　ああ、それはありますね。

ドクターX　自閉スペクトラム症の人は、実は、健常発達の人よりも気を遣っている面もあります。先ほどからもキーワードになっている過剰適応です。もう、もがいているんですよ。もがいてもがいて苦しんでいる。普通の女子は、セックスのときにありのままの姿を見せることになります。でも自閉スペクトラム症の女子は、なかなかありのままの姿を見せられません。

中村　うん。一〇〇パーセントありのままの姿なんて、もしかしたら誰にも見せられないかもしれない。

ドクターX　女子としては、セックスのときにパーッと花開いてイキまくったほうが心地良いはずです。でも、どうしても頭でっかちにアレコレ考えをめぐらせてしまう。相手を気疲れさせたくない。相手を傷つけるのが嫌だ。そんなことを考えながら頭でっかちになってしまって、本来ならば野性的なはずのセックスにおいても理性的、論理的に臨んでしまう。感情と理性が乖離《かいり》してしまいます。そうなると、異性と接する時間がしんどくなってきてしまいます。

中村　だから私は腐女子でいるのがラクなのか。ＢＬ（ボーイズラブ）のマンガなんかを読んでいると楽しくてしようがない。

ドクターX　腐女子は自閉スペクトラム症の割合が高いんですよ。

中村　セックスに自分が加担する必要がないから、腐女子には心地良いのかもしれない。

ドクターX　性行為を自分のこととして見なくていいんですよね。

中村　自分がカメラでいられるんです。

池谷　なるほど。腐女子の方の視点はそこなのですね。性行為そのものに参加しない第三者の観点で眺めている乖離感が心地良い。

ドクターX　心地良いというよりは、そうしないと落ち着かないので、仕方なくそういった形式になってしまうのだと思います。

中村　私は常々「ツッコミ小人」と呼んでいるんだけど、セックスの最中に頭の中で「お前、なに『あ〜ん』とか言ってんだよ」みたいなツッコミが入っちゃう。相手に気を遣ったり照れたり、「こんな場面でこういうふうに振る舞うのはおかしいんじゃないか」とか、いろいろ考えることが多すぎる。「AVみたいな声出して、あんたバカみたい」とかどんどんツッコミが入っちゃう。セックスでバンバンイケる人って、才能だと思いますよ。すごいオーガズムに達して失神するなんて、あれは才能でしかない。

ドクターX　セックスは相性が大事ですから。自分のありのままの姿をさらけ出せるすてきな異性がいれば、イキまくれると思いますよ。「どう演技したら彼はイケるのかな」とか、「相手のコンプレックスを刺激しないように、私は気持ちいいフリをしなきゃ」とか考えていたら、セックスなんて楽しくないに決まっています。

中村　まあでも、私ももうじき六十歳だしな（笑）

ドクターX　いえいえ、今からでも遅くありません。自閉スペクトラム症特性が強い人って、そうやって何ごとにつけて頭でっかちに、理性的になりがちなのです。セックス中だというのに、冷静な「ツッコミ小人」が常時監視してしまいます。第三者としてＡＶ監督をやっているような感じで状況把握してしまったら、セックスは楽しくなりません。さらに立ち入ったことをうかがいますが、男性からクリトリスを刺激されたらイキますか。クリトリスは第三者の視点があっても物理的刺激でイケるという人がいます。

中村　ダメ。私は小さいころから体を触られるのがあまり好きじゃないんですよ。

池谷　感覚の敏感さは自閉スペクトラム症の診断基準の一つでしたよね。

ドクターX　はい、ＤＳＭ-５から、診断基準に感覚過敏性が追加されました。うさぎさんの場合、触覚敏感性という自閉スペクトラム症特性が強いのかもしれません。[249]そういう人は物理的刺激自体が不快、もっといえば恐怖になりますので、残念な結果になります。

中村　人に触られるのが、本能的に気持ち悪い。私の性生活と自閉スペクトラム症特性に、そんな重要な関連があるとは知らなかったな。

池谷　感覚過敏は、セックスだけでなく、日常的なケースでも多く報告されていますよ。[250]人によって敏感になる対象は異なるのですが、たとえば、服のタグが首筋に当たるのがどうにも気持ち悪いとか、毛糸のセーターのチクチクや布団《ふとん》のシワが皮膚に触れるのが嫌いだとか。触覚だけでなく音や光もそう。たとえば、時計の秒針のカチカチ音が気になるとか、まぶしい場所や大きい音が嫌いだとか。

ドクターX　集合住宅などで隣人のちょっとした生活音に文句を言う方々の中にも、しばしば自閉スペクトラム症の当事者がいます。音に敏感だから気になるのでしょうね。また、手に荷物を持つのが嫌いな「手ぶら好き」、逆に、必要もない荷物を持って外出する「荷物過多」などという形として現れることもあります。乗り物酔いをしやすい方もいますね。これは耳の前庭器官が過敏なせいです。[251]

池谷　臭《にお》いに敏感というのも報告例の多い感覚過敏です。[252]偏食も珍しくありません。たとえば、納豆やオクラなどのヌルヌルした食感が嫌いだとか、あるいは、大豆や栗《くり》やジャガイモのホクホクした食感が苦手だとか。偏食は普通、味が好みかどうかが問題のはずですが、この場合は、味というより、ホクホクとかヌルヌルなど、口腔《こうくう》内の感触が嫌悪《けんお》の対象です。あるいは見た目や温度が偏食を決めることもあります。

ドクターX　逆に、自分の嗜好がフィットすると、特定のメニューへのこだわりが異常に強く現れることもあります。うどん好きやラーメン好きなど。

中村　毎日のようにカレーを食べる人もいますね。

ドクターX　過敏という症状が、「研ぎ澄まされた感覚」となって、才能として現れることもあります。たとえば音楽。絶対音感を身につけられる人は一万人に一人と言われています。この割合は、自閉スペクトラム症では八パーセントに上がります[253]。実際、音楽家の中でも絶対音感を持つ人は、とくに自閉スペクトラム症の傾向が強いことが知られています[254]。

池谷　絶対音感の能力は、自閉スペクトラム症と同様、遺伝しますよね[255]。脳の観点からみると、音を処理する初期回路である第一次聴覚野は、絶対音感に反応しています[256]。絶対音感のない一般の人の脳でもそうです。つまり脳にとっては絶対音感のほうがシンプルで負担が少ない。それを高次な脳で、わざわざ相対音感に変換している[257]。非常に高度な情報処理を行っています。

ドクターX　生後八カ月の赤ちゃんは、まだ音を絶対的な音程として捉《とら》えていますが、成長とともに絶対音感の能力を捨てて、相対音感へと変化します[258]。相対音感のほうが会話には有利だからだと考えられています[259]。

中村　そっか、人によって声の高さが違うから、相手の言葉を聞き取るには、相対音感のほうが都合がいい。

池谷　絶対音感の能力は、本来捨てるべき能力を保持したまま成長してしまったとも言えますね。音の波長という物理的な特性に「感覚過敏」になっている状態が絶対音感。それが理由かはわかりませんが、自閉スペクトラム症では、言葉や会話の聞き取りが苦手な方も多くおられます[260]。

ドクターX　感覚過敏はDSM‐5から新たに追加されましたので、医師のあいだでは、感覚過敏は自閉スペクトラム症の主症状ではなく、あくまでも付随的な周辺症状であるという認識が強いのですが、最近の動物実験によれば、大脳皮質の神経活動を操作して、感覚過敏を誘導するだけで、社会性欠如や常同性といった自閉スペクトラム症の典型的症状が現れることがわかっています[261]。

池谷　これまでとは逆の見方ができるわけですね。感覚過敏こそが自閉スペクトラム症の中心となるべき主症状であって、空気が読めないことや、不適切な行動などの社会性の欠如は、脳内から見れば、むしろ周辺症状である可能性があると。実際、人生において感覚過敏はもっとも早い発育段階から現れる自閉スペクトラム症の症状ではありますよね。

独裁者チャウシェスクと「冷蔵庫母さん」理論

中村　私は買い物依存症だった時期があるんですけれども、もしかすると依存症的な極端な嗜好も発達障害と関連しているんですか。

ドクターX　依存症とＡＤＨＤ特性は、強い関連があるといわれています。[262] 報酬系が亢進《こうしん》すると脳内にドーパミンが放出されやすいことは、ＡＤＨＤの人の特徴だと証明されています。[263] ＴＶゲームやインターネットにはまる依存症の方や、スピード狂の方々はＡＤＨＤ特性が強い傾向があります。[264、265]

池谷　ＡＤＨＤの三大症状は、不注意、多動性、衝動性ですよね。「買わずにいられない」という買い物依存は、ＡＤＨＤの衝動性だといわれると説得力があります。ＡＤＨＤの衝動性は、何かを思いついたら考えずに行動に移したり、順番を守れなかったり、相手が話し終わるのを待っていられなかったりなどを特徴とします。

ドクターX　怒ったら周囲が手を付けられないほど激昂《げきこう》してしまうこともあります。頭ではわかっていても本人も自己制御できないのでしょうね。普段は温厚な人なのに切れると怖いという方がおられますよね。激変するので観察しているとよくわかります。

池谷　そうした熱しやすさが、様々なタイプの「依存症」の温床になっているというわけですね。かつて、ゴルファーのタイガー・ウッズ選手のセックス依存症が話題になったとき、ＡＤＨＤ特性の一形態ではないかと言われていました。[266]

ドクターＸ　自閉スペクトラム症とＡＤＨＤは、以前は独立した障害だと考えられていましたが、今では、自閉スペクトラム症の方がＡＤＨＤ症状も併せ持つ傾向も認められています。うさぎさんは小学生のころ落ち着かないと言われていたということですので、ＡＤＨＤの特性を持っていそうです。その特性と買い物依存症が関係しているのかもしれません。

中村　重いＡＤＨＤだと、親から愛されず虐待を受けるケースもありそうです。

ドクターＸ　はい。ＡＤＨＤは落ち着きがなかったりして、親や友人から虐《しいた》げられることが多くなる傾向がありますが、逆に、虐待《ぎゃくたい》やいじめを受けることによってＡＤＨＤ症状や自閉スペクトラム症特性が強く形成されることもあります。動物実験では、生まれつきＡＤＨＤの因子をもっていなくても、幼少期の環境が悪いとＡＤＨＤに似た多動になることが明らかになっています。[267] ただし、あくまでも動物実験レベルの話であって、ヒトでも同じだとは言いきれませんが。

池谷　幼い動物を、特定の期間に、一匹だけ孤立させて隔離飼育すると自閉スペクトラム症様の症状が現れますよね。この事実が「自閉スペクトラム症には環境因子も関与する」と言われる根拠にもなっていますが、もしかしたら同時にＡＤＨＤの症状も出ますか。

ドクターX　ええ。幼少期に一匹引き離して飼うだけで、マウスの脳はおかしくなり始めます[12]。

中村　ということは、人間も一人っ子だと社会性が埋没しがちなんじゃないですか。

ドクターX　人間の場合は一人っ子でも幼稚園や保育園という集団がありますし、親と子どもの関係もありますので、大抵は大丈夫です。ただ、極度の隔離状態に置かれると、問題が起きるといわれています。ルーマニアのチャウシェスク元大統領は悪政を敷いた独裁者として有名です。

中村　東欧革命の末期にクーデターを起こされ、最後は処刑されちゃった人ですよね。

ドクターX　チャウシェスクは避妊や中絶を禁止し、子どもが五人以上いる家庭には税金の優遇政策を施しました。そうやって国民にどんどん子どもを生ませたせいで、独裁政権が崩壊したときには孤児院に十数万人もの子どもがあふれていたそうです。

二〇一七年、その子たちを追跡調査した論文が、世界五大医学雑誌の一つ「ランセット」に載りました。[268] 論文によると、その後に養育のトレーニングを受けた温かい家庭に引き取られた子であっても、二十歳過ぎまで自閉スペクトラム症様の症状が残っていたそうです。衝動性も高い。不適切な環境で育ったのは幼少期の数年間だけで、あとは普通の人生を送ったとしても、かなりの割合で症状が残ってしまう。

中村 幼少期にどんな生育環境だったかが、後々の人生に大きな影響を及ぼすわけか。

ドクターX 精神医学の世界では「refrigerator mother」という有名な学説があります。[269]

中村 「冷蔵庫母さん」というやつですね。

ドクターX 一九六〇年代に「冷たい母親の愛情不足のせいで自閉スペクトラム症児が生まれる」という学説が広まりました。権威ある精神医学者が唱えたせいで、一気に世界中に広がってしまいました。その先生自身が後にこの説を否定したので、今では「冷蔵庫母さん」説自体がなかったことになっています。むしろタブー視さえされています。

池谷 第一、「母さん」となっている時点でおかしいですよね。男性のほうが症状が強いことを考えれば、自閉スペクトラム症の当事者の「父さん」のほうが自閉スペクトラム症の傾向が強いはずで、より「冷蔵庫」に見えるはずです。[270]

ドクターX　そんな怪しさ満点の説なのですが、しかし、当時はその話を聞いた自閉スペクトラム症の子を抱えたお母さんは「この子の自閉スペクトラム症は私のせいだ」とショックを受けてしまったのです。

池谷　「育て方が悪かったか」「家庭環境が悪かったか」と悩むご両親には、精神面と物理面の両方からサポートする体制を整える必要があると思っています。とくに遺伝性の強い自閉スペクトラム症だった場合には、親も自閉スペクトラム症で、ご近所にとけ込んでいないかもしれません。そうした孤立気味の親子は、周囲から「育て方が悪いから、あんな子になったんだ」とか「親が変人だから子が気の毒だ」と後ろ指をさされがちです。そんな陰口を当事者が聞いて、悩みが増幅することもあるわけです。

ドクターX　その通りですね。念のため付け加えておきますと、調査規模が小さな研究ではありますが、自閉スペクトラム症の親のわが子への接し方は、通常の親のわが子への接し方と大差ないとの報告があります。[271]

池谷　わが子を大切に思う気持ちは、生物学的には非常に本質的ですから、自閉スペクトラム症か否《いな》かで左右されてしまうようなものではないということですか。育児中は父母ともに脳内のオキシトシンが増えていますから、言われてみれば当然のことですね。[271]

ドクターX　こうした大切な事実が、一般の方に知識としてなかなか浸透していなくて、その意味でも自閉スペクトラム症は誤解を受けやすいのですよ。ちなみに、オキシトシンは自閉症の対症療法薬として期待されています。[272、273]

中村　さっきの動物実験やチャウシェスクの例を聞いていて思ったんだけど、生育環境のまずさも多少は自閉スペクトラム症と関係しているということですよね。

ドクターX　今でもそう考える専門家はいます。私自身も、生育環境のまずさと自閉スペクトラム症がまったく関係ないとは思っていません。「冷蔵庫母さん」のように、お母さんだけが原因だとは思いませんが、一般的な生育環境の不適切さという意味での「冷蔵庫母さん」理論の意図を、一方的にタブー視してフタをしてしまうことは、間違った学界の流れだと思います。

「生きにくさ」を消すために

池谷　この辺りの議論は、書物として活字になると物議を醸《かも》すのかもしれませんが、私もドクターと同意見です。「偏見や差別の根源になるかもしれないので社会的に不都合だ」といって、特定の見方を一方的に破棄すると、それはまた別の差別を生み出します。どんなものごとにも複数の要因が多義的に絡《から》まっているもので、シンプルには割り切れません。自閉スペクトラム症の遺伝因子と環境因子も同じことです。

ドクターX　高機能自閉スペクトラム症の場合、環境因子はプラス方向にも働きます。知能レベルそのものは高いですから、十全な学習能力や適応能力があります。つまり、幼少時から適切に指導すれば、それだけ早くテクニカルに社会適応できます。[274]教育によって、周囲から浮いたり、イジメにあったりするストレスを大きく軽減できるわけです。

中村　つまり、いかに早期発見できるかが重要なわけか。

池谷　自閉スペクトラム症であることを病院で正式に診断してもらえるのは、だいたい五歳くらいからですよね。これは大きな問題だと思います。最近の論文では、生後六カ月で自閉スペクトラム症かどうかを推測できるそうです。[275]独特な視線の動きなどからわかるのだそうです。[276]

ドクターX　専門家がきちんとみれば、ずいぶんと早くからわかりますよ。ただ、「空気が読めない」という自閉スペクトラム症の典型的な症状は、幼少時では逆方向に現れることもあります。「人見知りしない」「自分のことをよく報告してくれる」という、どちらかといえば世間では「よい子」「元気な子」の指標とみなされる症状がそれです。ですから、現場では見落とされがちです。

池谷　そうした「元気な子」のご両親は、まさか自分の子が自閉スペクトラム症だとは思ってもいないから、ある日急に診断を下されても信じ難いし、どう対処してよいかもわからない。なにせ、自閉スペクトラム症と言えば「引きこもり」「オタク」「コミュ障」といった内向的な印象が強いので、わが子は、表面上は正反対に見えるわけですね。

ドクターX　「人見知りしない」「自分のことをよく話す」といった性格は、ずばり「空気が読めない」ということです。私たちが自閉スペクトラム症と聞いて思う内向的なイメージは、後天的な後遺症である可能性があるのです。

中村　幼い頃に明るく無邪気に振る舞いすぎた結果、社会の常識と衝突。そこに過剰に適応しすぎたから「人間嫌い」になっているだけであって、もともとの性格として内向的なわけではないわけか。

ドクターX　その意味でも、自閉スペクトラム症に関する正確な知識が、もっと世間に浸透する必要があります。でないと、当事者や家族だけでなく、社会全体の損失になります。自閉スペクトラム症やその周辺群は、想像以上に該当者がいるのですから。

池谷　発達障害を理解するうえで役立つのは、不適切かもしれませんが、やはり身体障害への喩えなのです。たとえば、片目の不自由な方をイメージしてもらえばよくわかると思います。片目が見えなくても、もう一方の目がきちんと見えていれば、多少の苦労はありますが、普段の生活に絶望的なほどの不自由はありません。自閉スペクトラム症もそれです。別に生死にかかわるような重篤《じゅうとく》な障害ではないのです。平素はそれほど問題ありません。でも、対人関係で特殊な場面に至ると、意外なほど困難を伴います。

中村　片目では針に糸を通すのは難しいですよね。

池谷　それです。世間の人は「針に糸を通す」ことくらい難なくできますから、その能力を「当然のこと」として他人にも要求してくるでしょう。でも、相手が目の不自由な方だと知れば、「気の毒に」と助けてくれるはずです。障害者ご自身も、一人で糸を通すことができるように練習したり、なんとか工夫したりして、糸通しが上手になるかもしれません。片目が見えないという事実そのものが解消されるわけではありませんが、周囲のヘルプや自身のトレーニング、あるいは適切な支援ツールやアプリが開発されれば、不自由さはずいぶんと改善されます。作業的な適応です。こうした適応は、世間の理解や支援があればこそです。

ドクターX　まさにそのとおりで、自閉スペクトラム症も当事者が自身の症状にきちんと気づき、そして、周囲の人々にも正しい知識があれば、適切な方向に学習が進み、「生きにくさ」はほぼ消えるはずです。少しでも早くそうした社会変革が起こるよう、私たち精神科医は願っているのです。これが実現すれば、自閉スペクトラム症はただの個性となり、もはや障害とはみなされなくなるでしょう。ＤＳＭの項目からも削除される日が来るかもしれません。

中村　未来の人々は「かつては自閉スペクトラム症などという奇妙な区分があってね」「何それ？　全く想像できないんだけど」なんて会話をしているかもしれませんね。

自閉スペクトラム症を判断する五十問のテスト

ドクターX　これまで池谷先生とうさぎさんのお話をさまざまうかがってきたうえで、お二人が自閉スペクトラム症かどうかを判断するためのアンケートにご協力いただきたいと思います。このアンケートは「ＡＱ」（自閉スペクトラム指数）と呼ばれていまして、自閉スペクトラム症特性をスコア化するツールです[277]。今回はその日本語版「Ａ

Ｑ-Ｊ」の一つを持ってきました。[278,279]

中村　「何かをするときには、一人でするよりも他の人といっしょにする方が好きだ」「車のナンバーや時刻表の数字などの一連の数字や、特に意味のない情報に注目する（こだわる）ことがよくある」「小説のようなフィクションを読むのは、あまり好きではない」「同時に二つ以上のことをするのは、かんたんである」「子供のころ、友達といっしょに、よく〝○○ごっこ〟（ごっこ遊び）をして遊んでいた」とか、五十の質問項目がありますね。「そうである」「どちらかといえばそうである」「どちらかといえばそうでない（ちがう）」「そうでない（ちがう）」の四択です。迷ったときはどうすればいいんですか。

ドクターＸ　答えに迷ったときも、とりあえず一つに決めてください。

中村　このアンケートをやっただけで、自閉スペクトラム症かどうか診断がついちゃうんですか。

ドクターＸ　いえ、我々臨床医が診断をつけるときには、今回話に出ましたＤＳＭ-５やＩＣＤ-10の診断基準や、その他長時間のインタビューを用いるなど複数のツールを組み合わせて行います。このアンケートは診断するための一つの参考資料程度です。

池谷　最後の審判を待っているような感じですね。ひとまずアンケートをやってみましょう。すでに自己修正して克服した部分もありますので、かつてはどうだったかという元来の姿で答えることとします。

（池谷裕二、中村うさぎ、しばし「ＡＱ‐Ｊ」に取り組む）

正しい理解のために

ドクターX　できましたか。では数値を計算してみましょうか……。
出ました。なんと二人とも閾値《いきち》を超えています。

中村　マジですか。どんな自閉スペクトラム症が疑われるんでしょう。

ドクターX　お二人ともＡＱ‐Ｊの数値が診断閾値を超えていますので、少なくとも臨床医はお二人がともに「自閉スペクトラム症である可能性あり」として診察を続け、診断を確定します。本日長時間お二人を問診し、「ＡＱ‐Ｊ」の結果も照合した結果、いよいよ精神科医としての診断を出したいと思います。
お二人とも自閉スペクトラム症。おそらく高機能自閉スペクトラム症です。お二人とも研究者や作家として社会的に成功されていますので、一見問題ないように見受けられますが、今回のお話のように丁寧に、ご本人の気持ちや周囲への影響などをみていきますと、池谷先生もうさぎさんも、一般に期待される社会性が不足していると考えられます。

　研究者や作家に求めてよい「社会性」がどの程度なのか絶対的な基準はないと思いますが、今回の対談内容を振り返ってみたら、大概はおかしな会話をされていたように思います。また、お二方とも自身の自閉スペクトラム症特性を不確かながらも認識され、ご自身なりに努力されてきた様子が窺《うかが》えました。過去の各々《おのおの》の社会的な場面で「普通じゃない」「何かまずいことが起こっている」という自覚があって初めて努力の必要性を認識できるわけですので、やはりお二人は自閉スペクトラム症特性による問題に少なからず悩んできたといえるのではないでしょうか。

中村　ドクターのお墨付きが出ました。

池谷　漠然とした自覚はありましたが、実際にそう診断いただくと、不思議なことに安堵《あんど》する気持ちもあります。そして、「ああ、なるほど。今思えばあれもこれも」と自分への理解が一歩深まる思いです。

ドクターX　池谷先生は同じ分野の研究者として以前から存じ上げているので、おそらくこういう結果になるだろうという予感はありました。うさぎさんとお会いしたのは今日が初めてですが、実は、会った瞬間から「もしかしたら」という直感がありましたよ。

中村　えーっ、会った瞬間にわかったのか。

池谷　ドクターXのような専門の精神科医は、ちょっとした仕草や挨拶の仕方などでも、驚くような観察眼で見ています。一目で見抜いてしまうこともありますよ。

中村　今日の集合時間を勘違いしていたせいで三十分以上も遅刻しちゃったから、部屋に入った瞬間はものすごく腰が低いつもりだったんだけどな。

ドクターX　でも、内心は申し訳ないとはあまり思ってなかったでしょう。学習によって獲得した女性性によって「どうもすみません」とかわいらしく謝ってみたものの、心は全然そう思ってない（笑）

中村　いや、申し訳ないとは思ってましたよ、一応。ただ本気で自分を責めてたかというと……。

ドクターX　いえいえ冗談ですよ（笑）

中村　遅刻したのは自分のせいなのに、タクシーの運転手に「急いで！」とか八つ当たりしてたな。「お前がノロノロしてるせいだ。もっとアクセルを踏め！」くらいに思ってた。

ドクターX　それは自閉スペクトラム症特性とは無関係でありまして（笑）。いずれにしましても、お二方に自閉スペクトラム症の診断がつきましたので、専門医として診断書をお書きしますね（三四七―三四八ページ）。

池谷　自閉スペクトラム症について、まだまだ世間一般の人には正確な情報が知られていません。私自身も、脳の専門家でありながら、今日ドクターXのお話をうかがうまで、理解が薄かったと反省する部分がありました。自閉スペクトラム症の当事者は、読者の周囲にもたくさんいると思うのです。あるいは読者ご本人が当事者ということもありえない話ではない。自閉スペクトラム症の方は、自閉スペクトラム症であるがゆえに、自身の症状に客観的な視点から気づいていないという入れ子構造もあります。そうした事実を含め、自閉スペクトラム症の正しい実態が、この本を通じて広まるといいな、と思います。

中村　とにかく誤解や偏見が多い分野ですしね。

池谷　もちろん、うつ病や認知症でも「自称○○」がよくあるように、自称「自閉スペクトラム症」という思い込みはよくないので、勝手な自己判断はしない方がよいですが、多少なりとも思い当たる方は、留保付きで注視するのは悪くないと思います。それによって生きにくさが軽減したり、ときには自己肯定感に繋《つな》がったりする可能性もあるわけです。嫌いだった自分を許すことができたら、それは長い人生を生き抜くうえで意味のあることです。

ドクターX　自閉スペクトラム症であっても、池谷先生やうさぎさんのようにご活躍できることもあるわけです。診断がついたからといって落ちこむ必要はありませんし、むしろ自閉スペクトラム症だからこそ発揮できる異才を生かして、これからますますご活躍いただきたいと思います。

中村　自閉スペクトラム症であるおかげで異様な集中力を持続し、作家として原稿に取り組める。科学者として研究に没頭できる。

ドクターX　芸術家やスポーツ選手、政治家、料理人、医者、棋士、芸人など、特異な才能を要求される職種に自閉スペクトラム症が多いというデータもあります。[280,281]ただ、ご自身ではその事実に気づいていないことも多いです。

中村　自閉スペクトラム症は、必ずしも「障害」とは言い切れず、立派な個性、それも類《たぐい》まれなる個性なのかも。

池谷　いわば人間としての「味」ですよね。ただ自分のこの性格や能力を、なんでもかんでも障害のおかげ、あるいは病気のせいにするのは、なんとなく居心地が悪い。そもそも病気や障害は、必ずしも素晴らしいわけではない。

ドクターX　それに、すべての自閉スペクトラム症の人が、なんらかの特異な才能を持っているわけでもありません。

池谷　自閉スペクトラム症を配慮なしに礼賛《らいさん》するようなことはあってはならないと思います。逆に、オタクやネット中毒や引きこもりを、すべて自閉スペクトラム症だと十把一絡げに片付けてしまうことも問題です。こうした背景を前提とした上で、それでも、この本が、自閉スペクトラム症の当事者やご家族に、これまでの書籍では得られなかったような勇気を与えられれば、うれしいことです。

「あなたは自閉スペクトラム症です」と診断されたとしても、人生が真《ま》っ暗闇《くらやみ》というわけでは絶対にありません。自閉スペクトラム症は、一つの傾向にすぎないのです。そうでなくても、もともとこの世に、完璧《かんぺき》な傑作である人間なんて一人もいないはず。

中村　まわりの人とはちょっと変わっているところがあるけど、私たちみたいに生きていく選択肢もある。そのためにも、ますます私たち二人がこうして前向きに生きている姿を世間の方々に見てもらうことも義務ですね。

No.

平成29年8月24日

診断書

[redacted]

医師氏名 [redacted]

患者氏名　池谷 裕二

住所 [redacted]

生年月日　昭和45年8月16日　（47　歳）

性別　男性

診断名　自閉スペクトラム症

過剰なこだわり及び興味の限局、感覚過敏、対人関係の質的障害、衝動性

などから、上記と診断する。以上

上記のとおり証明します

No.

平成29年8月24日

診断書

[redacted]

医師氏名 [redacted]

患者氏名　中村　典子

住所 [redacted]

生年月日　昭和33年2月27日　（59　歳）

性別　女性

診断名　自閉スペクトラム症

過度の執着及び限定された興味、感覚刺激に対する過敏さ、対人関係の

質的障害などから、上記と診断する。以上

上記のとおり証明します

おわりに

　昔から「精神の異常」とされる現象に強い関心があった。それというのも、自分が「正常」なのか「異常」なのか、よくわからなかったからだ。

　小学生の頃にクラスのある女子グループから非常に嫌われて、「あなたは勉強できるけど頭がおかしい」と言われたことがあった。その言葉の後に、彼女は延々と私の「おかしいところ」を挙げて糾弾したが、正直、何がおかしいのか全然わからず、その「全然わからない」ところも私が異常であるからなのか、などと考え込んだ。

　中学から私立の女子校に入って、やはり自分は周囲とうまくやっていけそうもないと感じ、ますます「私はどこが異常なんだろう?」と考えるようになった。ただ、なんとか彼女たちのコミュニケーションに加わろうと、「嫌われないスキル」を自分なりに体得した。そのひとつが「自虐《じぎゃく》」である。自分の欠点や異常さを自らギャグにしてしまえば、風当たりは多少やわらぐ。

以来、自虐は私の処世術のひとつとなり、「社会性を欠いたバカキャラ」を笑い（嘲笑《ちょうしょう》も含め）によって承認してもらうことで皆さんからお目こぼしをいただこうという、きわめて卑屈な路線が確定したように思う。

「買い物依存症」に端を発した私の一連の愚行エッセイは、私の「社会性のなさを自虐ギャグでごまかす世渡り術」の賜物である（苦笑）。ブランド物やらホストやらに浪費した挙句に税金や公共料金も滞納するような人間、普通なら許されないはずだ。だが、「こんなにバカなんですよ～、しかも自分のバカさ加減のおかげでかなり痛い目に遭ってますよ～」と己を嘲笑《あざわら》うことで世間が私に優越感を持ち、なんなら面白がって受け容《い》れてくれることを、私は当時既に知っていた。

このような私の処世術は、私が「自閉スペクトラム症」だったからだと今回発覚したわけだが、それが明確になる以前から私は自分が「正常じゃない」ことを多少なりとも自覚していたのである。ただ、自分が変だと気づいてはいたものの、どこがどう異常なのかがわからず悶々《もんもん》としていたのが、この本のおかげで明確になったのは本当にありがたかった。

だが、私には相変わらず「正常」と「異常」の境界線がわからないし、常に自分の言動がおかしいのではないかとビクビクしている。そして、「正常とは何か」をいつも考えてしまう。

文化が違えば、常識も変わる。この社会では「異常」とみなされることも、まったく別の世界に行けば「正常」なのかもしれない。それは「自閉スペクトラム症」に限らず、「認知症」だって「統合失調症」だって、それらの疾患や障害がマジョリティである世界に行けば「これって普通だよね」ということになる可能性もあるわけだ。つまり、「正常／異常」は多数決の問題なのか。だとしたら、私は「自閉スペクトラム症」の国を作って仲間と住みたい（笑）

世の中には何の躊躇《ちゅうちょ》もなく他人を「異常者」呼ばわりする人々がいる。自分は正常と信じて疑わないのか、テレビやネットで「私には理解しがたい、ゆえにこれは異常者である」という決めつけを他者に対して平気でする人々だ。そういう人たちを見るたびに「この人たち、なんで自分が理解できないだけで相手を異常と決めつけられるんだろう？　なんで自分は正常だとこんなにも確信してるんだろう？」と感心する。だって、理解できない自分が想像力に欠けてるだけかもしれないじゃん！　また、そのような「理解できない＝異常」という偏見と排斥がどれだけの差別を生んでいるかに思いを巡らせ、心の底から厭世《えんせい》的な気分になるのであった。

先日も私の友人がネットで「統合失調症じゃないですか？　一度病院に行かれることをお勧めします」などと言われていた。それを書いた人は「統合失調症」がどんな病であるかもろくろく知らず、ただただ彼女に対する侮蔑《ぶべつ》と嘲笑を表現するためにそんな病名を持ち出したわけだが、こういった軽率な発言が「統合失調症」への偏見と差別にどれだけ加担しているか、本人にはまったく自覚がないのである。マジョリティというのは、時に恐ろしい暴力だ。

私が昔から「精神の異常」に強い関心を持っていたのは、自分を知るためでもあり、他人を知るためでもある。自分はどこが正常でどこが異常なのかを知りたいと同時に、自分の理解の範疇《はんちゅう》から大きく逸脱した人を少しでも理解してみたいという欲求もあった。

脳に興味を抱いたのも、その流れである。私とは何か、人間とは何か。正常とは何か、異常とは何か。現実とは何か、妄想とは何か。私たちの認知はどこまで信用できるのか？

池谷先生は、私の知らない視点、私に見えてなかった世界を、次から次へと紹介してくれる。まるで、いっぺんに十個くらい目が増えた気分だ。その新しい目が見る世界は、今まで私が住んでいた世界とはまったく違う風景だ。見たこともない異様な風景だけど、池谷先生の解説によって、それは「理解しがたい世界」から「理解可能な世界」へと変貌《へんぼう》していく。そうすると、今まで私が住んでいた世界の謎《なぞ》も少し解けてきたような気がするし、自分が「正常」だと信じていたものの脆弱《ぜいじゃく》さも明らかになって、私はものすごく高揚するのだ。殻を破って生まれてきたばかりのヒヨコのように、私はワクワクしながら新しい世界を見渡す。この喜びは、私の筆力ではとてもじゃないが表現できない。

今回、ドクターXからも、新たな世界を見せていただいた。そこは、私がずっと住んでいたのに知らなかった世界だった。その世界を知ることで、私は自分をさらに理解することとなった。素晴らしい体験である。できればもっと若いうちに体験したかったが。六十歳にもなってようやく自分を理解しても手遅れ感ハンパないわ（笑）

この本のために尽力してくださった皆さん、ありがとうございました。まだまだ見てない世界がたくさんあるし、私の理解なんて薄っぺらだとわかってるけど、中村はかつてないほど満足しております。もう、いつ死んでも心残りはないよ、マジで。エキサイティングな体験をありがとう！

二〇一八年冬　中村うさぎ

構成　荒井香織

275 Jones, W, Klin, A. Attention to eyes is present but in decline in 2–6-month-old infants later diagnosed with autism. Nature, 504: 427–431, 2013.

276 Constantino, JN, Kennon-McGill, S, Weichselbaum, C, Marrus, N, Haider, A, Glowinski, AL, Gillespie, S, Klaiman, C, Klin, A, Jones, W. Infant viewing of social scenes is under genetic control and is atypical in autism. Nature, 547: 340–344, 2017.

277 Baron-Cohen, S, Wheelwright, S, Skinner, R, Martin, J, Clubley, E. The autism-spectrum quotient (AQ): evidence from Asperger syndrome/high-functioning autism, males and females, scientists and mathematicians. J Autism Dev Disord, 31: 5–17, 2001.

278 Wakabayashi. A, Baron-Cohen, S, Wheelwright, S, Tojo, Y. The autism-spectrum quotient (AQ) in Japan: a cross-cultural comparison. J Autism Dev Disord, 36: 263–270, 2006.

279 Kurita, H, Koyama, T, Osada, H. Autism-Spectrum Quotient-Japanese version and its short forms for screening normally intelligent persons with pervasive developmental disorders. Psychiatry Clin Neurosci, 59: 490–496, 2005.

280 Buck, LA, Kardeman, E, Goldstein, F. Artistic talent in "autistic" adolescents and young adults. Empirical Studies Arts, 3:81–104, 1985.

281 Wertheim, J, Apstein, S. Autism and sports: Autistic people excel in athletics. Sports Illustrated, November 01, 2016.

260 Jure, R, Rapin, I, Tuchman, RF. Hearing-impaired autistic children. Dev Med Child Neurol, 33: 1062-1072, 1991.

261 Yim, YS, Park, A, Berrios, J, Lafourcade, M, Pascual, LM, Soares, N, Yeon Kim, J, Kim, S, Kim, H, Waisman, A, Littman, DR, Wickersham, IR, Harnett, MT, Huh, JR, Choi, GB. Reversing behavioural abnormalities in mice exposed to maternal inflammation. Nature, 549: 482-487, 2017.

262 Robbins, TW. ADHD and addiction. Nat Med, 8: 24-25, 2002.

263 Volkow, ND, Wang, GJ, Kollins, SH, Wigal, TL, Newcorn, JH, Telang, F, Fowler, JS, Zhu, W, Logan, J, Ma, Y, Pradhan, K, Wong, C, Swanson, JM. Evaluating dopamine reward pathway in ADHD: clinical implications. JAMA, 302: 1084-1091, 2009.

264 Yen, CF, Chou, WJ, Liu, TL, Yang, P, Hu, HF. The association of Internet addiction symptoms with anxiety, depression and self-esteem among adolescents with attention-deficit/hyperactivity disorder. Comprehensive Psychiatry, 55: 1601-1608, 2014.

265 Mazurek, MO, Engelhardt, CR. Video game use in boys with autism spectrum disorder, ADHD, or typical development. Pediatrics, 132: 260-266, 2013.

266 Blankenship, R, Laaser, M. Sexual addiction and ADHD: Is there a connection? Sex Addic Compuls, 11: 7-20, 2004.

267 Ouchi, H, Ono, K, Murakami, Y, Matsumoto, K. Social isolation induces deficit of latent learning performance in mice: a putative animal model of attention deficit/hyperactivity disorder. Behav Brain Res, 238: 146-153, 2013.

268 Sonuga-Barke, EJS, Kennedy, M, Kumsta, R, Knights, N, Golm, D, Rutter, M, Maughan, B, Schlotz, W, Kreppner, J. Child-to-adult neurodevelopmental and mental health trajectories after early life deprivation: the young adult follow-up of the longitudinal English and Romanian Adoptees study. Lancet, 389: 1539-1548, 2017.

269 Bettelheim, B. *The Empty Fortress; Infantile Autism and the Birth of the Self* (Free Press, 1967).

270 Eisenberg, L. The fathers of autistic children. The American journal of orthopsychiatry, 27: 715-724, 1957.

271 Cantwell, DP, Baker, L, Rutter, M. Families of autistic and dysphasic children. I. Family life and interaction patterns. Arch Gen Psychiatry, 36: 682-687, 1979.

272 Domes, G, Heinrichs, M, Michel, A, Berger, C, Herpertz, SC. Oxytocin improves "mind-reading" in humans. Biol Psychiatry, 61: 731-733, 2007.

273 Bartz, JA, Zaki, J, Bolger, N, Ochsner, KN. Social effects of oxytocin in humans: context and person matter. Trends Cogn Sci, 15: 301-309, 2011.

274 Thompson, C, Bölte, S, Falkmer, T, Girdler, S. To be understood: Transitioning to adult life for people with Autism Spectrum Disorder. PLOS ONE, 13:e0194758, 2018.

heterogeneous disorder. Nature reviews. Genetics, 2: 943–955, 2001.

244 Dobbinson, S, Perkins, MR, Boucher, J. Structural patterns in conversations with a woman who has autism. Journal of communication disorders, 31: 113–133; quiz 133–134, 1998.

245 Komeda, H, Kosaka, H, Saito, DN, Mano, Y, Jung, M, Fujii, T, Yanaka, HT, Munesue, T, Ishitobi, M, Sato, M, Okazawa, H. Autistic empathy toward autistic others. Soc Cogn Affect Neurosci, 10: 145–152, 2015.

246 Gillberg, C. Asperger syndrome and high-functioning autism. Br J Psychiatry, 172: 200–209, 1998.

247 Sniekers, S. *et al.* Genome-wide association meta-analysis of 78,308 individuals identifies new loci and genes influencing human intelligence. Nat Genet, 49: 1107–1112, 2017.

248 Långström, N, Grann, M, Ruchkin, V, Sjöstedt, G, Fazel, S. Risk factors for violent offending in autism spectrum disorder: a national study of hospitalized individuals. Journal of Interpersonal Violence, 24: 1358–1370, 2009.

249 Cascio, C, McGlone, F, Folger, S, Tannan, V, Baranek, G, Pelphrey, KA, Essick, G. Tactile perception in adults with autism: a multidimensional psychophysical study. J Autism Dev Disord, 38: 127–137, 2008.

250 O'Neill, M, Jones, RS. Sensory-perceptual abnormalities in autism: a case for more research? J Autism Dev Disord, 27: 283–293, 1997.

251 Maurer, RG, Damasio, AR. Vestibular dysfunction in autistic children. Dev Med Child Neurol, 21: 656–659, 1979.

252 Wicker, B, Monfardini, E, Royet, JP. Olfactory processing in adults with autism spectrum disorders. Molecular Autism, 7: 4, 2016.

253 Margulis, EH. *On Repeat: How Music Plays the Mind* (Oxford University Press, 2013).

254 Brown, WA, Cammuso, K, Sachs, H, Winklosky, B, Mullane, J, Bernier, R, Svenson, S, Arin, D, Rosen-Sheidley, B, Folstein, SE. Autism-related language, personality, and cognition in people with absolute pitch: results of a preliminary study. J Autism Dev Disord, 33: 163–167; discussion 169, 2003.

255 Drayna, D, Manichaikul, A, de Lange, M, Snieder, H, Spector, T. Genetic correlates of musical pitch recognition in humans. Science, 291: 1969–1972, 2001.

256 Bendor, D, Wang, X. The neuronal representation of pitch in primate auditory cortex. Nature, 436: 1161–1165, 2005.

257 Tang, C, Hamilton, LS, Chang, EF. Intonational speech prosody encoding in the human auditory cortex. Science, 357: 797–801, 2017.

258 Saffran, JR, Griepentrog, GJ. Absolute pitch in infant auditory learning: evidence for developmental reorganization. Developmental Psychology, 37: 74–85, 2001.

259 Ladd, DR. *Intonational phonology* (Cambridge University Press, 2008).

228 Constantino, JN, Todorov, A, Hilton, C, Law, P, Zhang, Y, Molloy, E, Fitzgerald, R, Geschwind, D. Autism recurrence in half siblings: strong support for genetic mechanisms of transmission in ASD. Mol Psychiatry, 18: 137-138, 2013.

229 Gaugler, T, Klei, L, Sanders, SJ, Bodea, CA, Goldberg, AP, Lee, AB, Mahajan, M, Manaa, D, Pawitan, Y, Reichert, J, Ripke, S, Sandin, S, Sklar, P, Svantesson, O, Reichenberg, A, Hultman, CM, Devlin, B, Roeder, K, Buxbaum, JD. Most genetic risk for autism resides with common variation. Nat Genet, 46: 881-885, 2014.

230 Geschwind, DH, State, MW. Gene hunting in autism spectrum disorder: on the path to precision medicine. Lancet Neurol, 14: 1109-1120, 2015.

231 Patterson, PH. Maternal infection and immune involvement in autism. Trends in molecular medicine, 17: 389-394, 2011.

232 Kanner, L. Autistic disturbances of affective contact. Nervous Child, 2: 217-250, 1943.

233 Asperger, H. Die autistischen psychopathen im Kindesalter. Archiv für Psychiatrie und Nervenkrankheiten, 117: 76-136, 1944.

234 *DSM-5. Diagnostic and statistical manual of mental disorders.* (American Psychiatric Pub, 2013).

235 Lai, MC, Lombardo, MV, Baron-Cohen, S. Autism. Lancet, 383: 896-910, 2014.

236 Baron-Cohen, S. Hey! It was just a joke! Understanding propositions and propositional attitudes by normally developing children and children with autism. The Israel journal of psychiatry and related sciences, 34: 174-178, 1997.

237 Mitchell, P, Saltmarsh, R, Russell, H. Overly literal interpretations of speech in autism: understanding that messages arise from minds. Journal of child psychology and psychiatry, and allied disciplines, 38: 685-691, 1997.

238 Whyte, EM, Nelson, KE, Khan, KS. Learning of idiomatic language expressions in a group intervention for children with autism. Autism : the international journal of research and practice, 17: 449-464, 2013.

239 Chee, DYT, Lee, HCY, Patomella, AH, Falkmer, T. Investigating the driving performance of drivers with and without autism spectrum disorders under complex driving conditions. Disability and rehabilitation, 41:1-8, 2017.

240 Hurley, RS, Losh, M, Parlier, M, Reznick, JS, Piven, J. The broad autism phenotype questionnaire. J Autism Dev Disord, 37: 1679-1690, 2007.

241 Bodfish, JW, Symons, FJ, Parker, DE, Lewis, MH. Varieties of repetitive behavior in autism: comparisons to mental retardation. J Autism Dev Disord, 30: 237-243, 2000.

242 Turner, M. Annotation: Repetitive behaviour in autism: a review of psychological research. Journal of Child Psychology and Psychiatry, and Allied Disciplines, 40: 839-849, 1999.

243 Folstein, SE, Rosen-Sheidley, B. Genetics of autism: complex aetiology for a

a termite-hunting ant. Proc Biol Sci, 285, 2018.

213 Rand, DG, Greene, JD, Nowak, MA. Spontaneous giving and calculated greed. Nature, 489: 427-430, 2012.

214 Nordgren, LF, Dijksterhuis, AP. The devil is in the deliberation: Thinking too much reduces preference consistency. J Consum Res, 1: 39-46, 2009.

215 Dehaene, S, Cohen, L. Cultural recycling of cortical maps. Neuron, 56: 384-398, 2007.

216 Bartels, A, Zeki, S. The neural correlates of maternal and romantic love. Neuroimage, 21: 1155-1166, 2004.

217 Jackendoff, R. Précis of Foundations of language: brain, meaning, grammar, evolution. Behav Brain Sci, 26: 651-665; discussion 666-707, 2003.

218 Price, GR, Holloway, I, Räsänen, P, Vesterinen, M, Ansari, D. Impaired parietal magnitude processing in developmental dyscalculia. Curr Biol, 17: R1042-1043, 2007.

219 Butterworth, B. *Developmental dyscalculia, Handbook of Mathematical Cognition* (Psychology Press, 2004).

220 Kadosh, RC, Soskic, S, Iuculano, T, Kanai, R, Walsh, V. Modulating neuronal activity produces specific and long-lasting changes in numerical competence. Curr Biol, 20: 2016-2020, 2010.

221 Treffert, DA. The idiot savant: a review of the syndrome. Am J Psychiatry, 145: 563-572, 1988.

222 González-Garrido, AA, Ruiz-Sandoval, JL, Gómez-Velázquez, FR, de Alba, JL, Villaseñor-Cabrera, T. Hypercalculia in savant syndrome: central executive failure? Archives of medical research, 33: 586-589, 2002.

223 Goodfellow, I, Pouget-Abadie, J, Mirza, M, Xu, B, Warde-Farley, D, Ozair, S, Courville, A, Bengio, Y. Generative Adversarial Nets in *Advances in neural information processing systems* 2672-2680 (2014).

224 Thrane, AS, Rangroo Thrane, V, Zeppenfeld, D, Lou, N, Xu, Q, Nagelhus, EA, Nedergaard, M. General anesthesia selectively disrupts astrocyte calcium signaling in the awake mouse cortex. Proc Natl Acad Sci U S A, 109: 18974-18979, 2012.

225 Andoh, M, Ikegaya, Y, Koyama, R. Autism spectrum disorders and epilepsy. Nihon Yakurigaku Zasshi, 148: 121-122, 2016.

226 Koyama, R, Ikegaya, Y. Microglia in the pathogenesis of autism spectrum disorders. Neurosci Res, 100: 1-5, 2015.

【第六章　脳はみんな病んでいる】

227 Folstein, S, Rutter, M. Infantile autism: a genetic study of 21 twin pairs. Journal of child psychology and psychiatry, and allied disciplines, 18: 297-321, 1977.

197 Masataka, N. Neurodiversity, Giftedness, and Aesthetic Perceptual Judgment of Music in Children with Autism. Frontiers in Psychology, 8: 1595, 2017.
198 Martineau, J, Andersson, F, Barthélémy, C, Cottier, JP, Destrieux, C. Atypical activation of the mirror neuron system during perception of hand motion in autism. Brain Res, 1320: 168-175, 2010.
199 Lemonick, MD. The search for a murder gene. Time, 161: 100, 2003.
200 Teodorović, S, Uzelac, B. Genetic basis of aggression: Overview and implications for legal proceedings. Rom J Leg Med, 23: 193-202, 2015.
201 Power, RA, Steinberg, S, Bjornsdottir, G, Rietveld, CA, Abdellaoui, A, Nivard, MM, Johannesson, M, Galesloot, TE, Hottenga, JJ, Willemsen, G, Cesarini, D, Benjamin, DJ, Magnusson, PK, Ullén, F, Tiemeier, H, Hofman, A, van Rooij, FJ, Walters, GB, Sigurdsson, E, Thorgeirsson, TE, Ingason, A, Helgason, A, Kong, A, Kiemeney, LA, Koellinger, P, Boomsma, DI, Gudbjartsson, D, Stefansson, H, Stefansson, K. Polygenic risk scores for schizophrenia and bipolar disorder predict creativity. Nat Neurosci, 18: 953-955, 2015.
202 Lange-Eichbaum, W. *The problem of genius* (K. Paul, Trench, Trubner & co, 1931).
203 Karpinski, RI, Kinase Kolb, AM, Tetreault, NA, Borowski, TB. High intelligence: A risk factor for psychological and physiological overexcitabilities Intelligence, 66: 8-23, 2018.

【第五章　脳はとっても効率が悪い】
204 Nishi, A, Shirado, H, Rand, DG, Christakis, NA. Inequality and visibility of wealth in experimental social networks. Nature, 526: 426-429, 2015.
205 Brosnan, SF. Nonhuman species' reactions to inequity and their implications for fairness. Soc Justice Res, 19: 153-185, 2006.
206 Maslow, AH. A theory of human motivation. Psychol Rev, 50: 370-396, 1943.
207 Chapman, RM, Shelburne, SA, Bragdon, HR. EEG alpha activity influenced by visual input and not by eye position. Electroencephal Clin Neurophysiol, 28: 183-189, 1970.
208 Gregoriou, GG, Gotts, SJ, Zhou, H, Desimone, R. High-frequency, long-range coupling between prefrontal and visual cortex during attention. Science, 324: 1207-1210, 2009.
209 Killingsworth, MA, Gilbert, DT. A wandering mind is an unhappy mind. Science, 330: 932, 2010.
210 Giannella, RA, Broitman, SA, Zamcheck, N. Gastric acid barrier to ingested microorganisms in man: studies in vivo and in vitro. Gut, 13: 251-256, 1972.
211 Rose, BD, Post, TW. *Clinical physiology of acid-base and electrolyte disorders* (McGraw-Hill, 2001).
212 Frank, ET, Wehrhahn, M, Linsenmair, KE. Wound treatment and selective help in

ecology, 23: 5934-5936, 2014.

182 Lieberman, MD. Intuition: a social cognitive neuroscience approach. Psychol Bull, 126: 109-137, 2000.

183 Wan, X, Nakatani, H, Ueno, K, Asamizuya, T, Cheng, K, Tanaka, K. The neural basis of intuitive best next-move generation in board game experts. Science, 331: 341-346, 2011.

184 Eliot, L, Richardson, SS. Sex in Context: Limitations of Animal Studies for Addressing Human Sex/Gender Neurobehavioral Health Disparities. J Neurosci, 36: 11823-11830, 2016.

185 Klin, A, Jones, W, Schultz, R, Volkmar, F, Cohen, D. Visual fixation patterns during viewing of naturalistic social situations as predictors of social competence in individuals with autism. Arch Gen Psychiatry, 59: 809-816, 2002.

186 Guastello, D. Personality Differences of Self-Identified Canine and Feline Lovers. 26th Ann Assoc Psychol Sci Meeting, May:22-25, 2014.

187 Shibata, K, Watanabe, T, Kawato, M, Sasaki, Y. Differential Activation Patterns in the Same Brain Region Led to Opposite Emotional States. PLoS Biol, 14:e1002546, 2016.

188 Pavlov, PI. Conditioned reflexes: An investigation of the physiological activity of the cerebral cortex. Annals of neurosciences, 17: 136-141, 2010.

189 Shibata, K, Watanabe, T, Sasaki, Y, Kawato, M. Perceptual learning incepted by decoded fMRI neurofeedback without stimulus presentation. Science, 334: 1413-1415, 2011.

190 Wilde, GJ. Risk homeostasis theory: an overview. Injury prevention : journal of the International Society for Child and Adolescent Injury Prevention, 4: 89-91, 1998.

191 Adams, J, Hillman, M. The risk compensation theory and bicycle helmets. Injury prevention : journal of the International Society for Child and Adolescent Injury Prevention, 7: 89-90; discussion 90-91, 2001.

192 Piven, J, Palmer, P, Jacobi, D, Childress, D, Arndt, S. Broader autism phenotype: evidence from a family history study of multiple-incidence autism families. Am J Psychiatry, 154: 185-190, 1997.

193 Humphrey, N. Cave art, autism, and the evolution of the human mind. Cambridge Archaeol J, 8: 165-191, 1998.

194 Harris, JC. Chauvet cave: the Panel of Horses. Arch Gen Psychiatry, 68: 869-870, 2011.

195 Wang, S, Fan, S, Chen, B, Hakimi, S, Paul, LK, Zhao, Q, Adolphs, R. Revealing the world of autism through the lens of a camera. Curr Biol, 26:R909-R910, 2016.

196 Mahjouri, S, Lord, CE. What the DSM-5 portends for research, diagnosis, and treatment of autism spectrum disorders. Current Psychiatry Reports, 14: 739-747, 2012.

166 Choi, GB, Yim, YS, Wong, H, Kim, S, Kim, H, Kim, SV, Hoeffer, CA, Littman, DR, Huh, JR. The maternal interleukin-17a pathway in mice promotes autism-like phenotypes in offspring. Science, 351: 933-939, 2016.

167 Kim, S, Kim, H, Yim, YS, Ha, S, Atarashi, K, Tan, TG, Longman, RS, Honda, K, Littman, DR, Choi, GB, Huh, JR. Maternal gut bacteria promote neurodevelopmental abnormalities in mouse offspring. Nature, 549: 528-532, 2017.

168 Norton, ME. Teratogen update: fetal effects of indomethacin administration during pregnancy. Teratology, 56: 282-292, 1997.

169 McBride, WG. Thalidomide and congenital abnormalities. Lancet, 2: 90927-90928, 1961.

170 Doblhammer, G, Vaupel, JW. Lifespan depends on month of birth. Proc Natl Acad Sci U S A, 98: 2934-2939, 2001.

171 Korsgaard, J, Dahl, R. Sensitivity to house dust mite and grass pollen in adults. Influence of the month of birth. Clinical allergy, 13: 529-535, 1983.

172 Wahn, U, Lau, S, Bergmann, R, Kulig, M, Forster, J, Bergmann, K, Bauer, CP, Guggenmoos-Holzmann, I. Indoor allergen exposure is a risk factor for sensitization during the first three years of life. J Allergy Clin Immunol, 99: 763-769, 1997.

173 Disanto, G, Chaplin, G, Morahan, JM, Giovannoni, G, Hyppönen, E, Ebers, GC, Ramagopalan, SV. Month of birth, vitamin D and risk of immune-mediated disease: a case control study. BMC medicine, 10: 69, 2012.

174 Boland, MR, Shahn, Z, Madigan, D, Hripcsak, G, Tatonetti, NP. Birth month affects lifetime disease risk: a phenome-wide method. Journal of the American Medical Informatics Association, 22: 1042-1053, 2015.

175 Baker, TG. A Quantitative and Cytological Study of Germ Cells in Human Ovaries. Proc R Soc Lond B Biol Sci, 158: 417-433, 1963.

176 Hutchison, WM, Dunachie, JF, Siim, JC, Work, K. Life cycle of toxoplasma gondii. British medical journal, 4: 806, 1969.

177 Torrey, EF, Bartko, JJ, Lun, ZR, Yolken, RH. Antibodies to Toxoplasma gondii in patients with schizophrenia: a meta-analysis. Schizophr Bull, 33: 729-736, 2007.

178 Webster, JP. The effect of Toxoplasma gondii on animal behavior: playing cat and mouse. Schizophr Bull, 33: 752-756, 2007.

179 Berdoy, M, Webster, JP, Macdonald, DW. Fatal attraction in rats infected with Toxoplasma gondii. Proc Biol Sci, 267: 1591-1594, 2000.

180 Flegr, J. Influence of latent Toxoplasma infection on human personality, physiology and morphology: pros and cons of the Toxoplasma-human model in studying the manipulation hypothesis. J Exp Biol, 216: 127-133, 2013.

181 Flegr, J, Markoš, A. Masterpiece of epigenetic engineering - how Toxoplasma gondii reprogrammes host brains to change fear to sexual attraction. Molecular

2014.

【第四章 「あばたもえくぼ」な脳】

154 Hayashi, M, Sakuraba, Y, Watanabe, S, Kaneko, A, Matsuzawa, T. Behavioral recovery from tetraparesis in a captive chimpanzee. Primates; journal of primatology, 54: 237-243, 2013.

155 Shively, CA, Laber-Laird, K, Anton, RF. Behavior and physiology of social stress and depression in female cynomolgus monkeys. Biol Psychiatry, 41: 871-882, 1997.

156 Yoshida, K, Go, Y, Kushima, I, Toyoda, A, Fujiyama, A, Imai, H, Saito, N, Iriki, A, Ozaki, N, Isoda, M. Single-neuron and genetic correlates of autistic behavior in macaque. Science advances, 2:e1600558, 2016.

157 McClure, HM, Belden, KH, Pieper, WA, Jacobson, CB. Autosomal trisomy in a chimpanzee: resemblance to Down's syndrome. Science, 165: 1010-1012, 1969.

158 Liu, Z, Li, X, Zhang, JT, Cai, YJ, Cheng, TL, Cheng, C, Wang, Y, Zhang, CC, Nie, YH, Chen, ZF, Bian, WJ, Zhang, L, Xiao, J, Lu, B, Zhang, YF, Zhang, XD, Sang, X, Wu, JJ, Xu, X, Xiong, ZQ, Zhang, F, Yu, X, Gong, N, Zhou, WH, Sun, Q, Qiu, Z. Autism-like behaviours and germline transmission in transgenic monkeys overexpressing MeCP2. Nature, 530: 98-102, 2016.

159 Tabuchi, K, Blundell, J, Etherton, MR, Hammer, RE, Liu, X, Powell, CM, Südhof, TC. A neuroligin-3 mutation implicated in autism increases inhibitory synaptic transmission in mice. Science, 318: 71-76, 2007.

160 Peça, J, Feliciano, C, Ting, JT, Wang, W, Wells, MF, Venkatraman, TN, Lascola, CD, Fu, Z, Feng, G. Shank3 mutant mice display autistic-like behaviours and striatal dysfunction. Nature, 472: 437-442, 2011.

161 Tordjman, S, Drapier, D, Bonnot, O, Graignic, R, Fortes, S, Cohen, D, Millet, B, Laurent, C, Roubertoux, PL. Animal models relevant to schizophrenia and autism: validity and limitations. Behavior genetics, 37: 61-78, 2007.

162 Schwartzer, JJ, Careaga, M, Onore, CE, Rushakoff, JA, Berman, RF, Ashwood, P. Maternal immune activation and strain specific interactions in the development of autism-like behaviors in mice. Translational psychiatry, 3:e240, 2013.

163 Malkova, NV, Yu, CZ, Hsiao, EY, Moore, MJ, Patterson, PH. Maternal immune activation yields offspring displaying mouse versions of the three core symptoms of autism. Brain, behavior, and immunity, 26: 607-616, 2012.

164 Tanoue, Y, Oda, S, Asano, F, Kawashima, K. Epidemiology of infantile autism in southern Ibaraki, Japan: differences in prevalence in birth cohorts. J Autism Dev Disord, 18: 155-166, 1988.

165 Atladóttir, HO, Thorsen, P, Østergaard, L, Schendel, DE, Lemcke, S, Abdallah, M, Parner, ET. Maternal infection requiring hospitalization during pregnancy and autism spectrum disorders. J Autism Dev Disord, 40: 1423-1430, 2010.

Neurosci Soc, 2P:188, 2018.
135 Hagura, N, Haggard, P, Diedrichsen, J. Perceptual decisions are biased by the cost to act. eLife, 6, 2017.
136 Atwood, M. *The Handmaid's Tale* (McClelland and Stewart, 1985).
137 Ramachandran, VS. The Emerging Mind. Reith lectures, April:2-30, 2003.
138 Staddon, JER. A note on the evolutionary significance of "supernormal" stimuli. Am Naturalist, 109: 541-545, 1975.
139 Zahavi, A. Mate selection-a selection for a handicap. J Theor Biol, 53: 205-214, 1975.
140 Hildebrandt, KA, Fitzgerald, HE. Adults' responses to infants varying in perceived cuteness. Behav Processes, 3: 159-172, 1978.
141 Parker, A. *In the blink of an eye.* (Perseus Pub., 2003).
142 Nagasawa, M, Mitsui, S, En, S, Ohtani, N, Ohta, M, Sakuma, Y, Onaka, T, Mogi, K, Kikusui, T. Social evolution. Oxytocin-gaze positive loop and the coevolution of human-dog bonds. Science, 348: 333-336, 2015.
143 Kampe, KK, Frith, CD, Dolan, RJ, Frith, U. Reward value of attractiveness and gaze. Nature, 413: 589, 2001.
144 Kobayashi, H, Kohshima, S. Unique morphology of the human eye. Nature, 387: 767-768, 1997.
145 Whalen, PJ, Kagan, J, Cook, RG, Davis, FC, Kim, H, Polis, S, McLaren, DG, Somerville, LH, McLean, AA, Maxwell, JS, Johnstone, T. Human amygdala responsivity to masked fearful eye whites. Science, 306: 2061, 2004.
146 Miller, DT, Ross, M. Self-serving biases in the attribution of causality: Fact or fiction? Psychological Bulletin, 82: 213-225, 1975.
147 Eich, E, Macaulay, D, Loewenstein, RJ, Dihle, PH. Memory, amnesia, and dissociative identity disorder. Psychol Sci, 8: 417-422, 1997.
148 Takeuchi, D, Hirabayashi, T, Tamura, K, Miyashita, Y. Reversal of interlaminar signal between sensory and memory processing in monkey temporal cortex. Science, 331: 1443-1447, 2011.
149 Kawamura, M, Sugimoto, A, Futamura, A, Midorikawa, A. Mental time: a novel approach in neuropsychology. Brain and nerve = Shinkei kenkyu no shinpo, 65: 949-955, 2013.
150 Hirstein, W, Ramachandran, VS. Capgras syndrome: a novel probe for understanding the neural representation of the identity and familiarity of persons. Proc Biol Sci, 264: 437-444, 1997.
151 Eichenbaum, H, Yonelinas, AP, Ranganath, C. The medial temporal lobe and recognition memory. Annu Rev Neurosci, 30: 123-152, 2007.
152 Scoville, WB, Milner, B. Loss of recent memory after bilateral hippocampal lesions. J Neurol Neurosurg Psychiatry, 20: 11-21, 1957.
153 Kitazawa, S. Foundation of "the Science of Mental Time". Brain Medical, 26: 7-10,

Nature, 535: 547-550, 2016.

【第三章　脳はかくも因果なもの】

121 Ersche, KD, Gillan, CM, Jones, PS, Williams, GB, Ward, LH, Luijten, M, de Wit, S, Sahakian, BJ, Bullmore, ET, Robbins, TW. Carrots and sticks fail to change behavior in cocaine addiction. Science, 352: 1468-1471, 2016.

122 Volkow, ND, Chang, L, Wang, GJ, Fowler, JS, Leonido-Yee, M, Franceschi, D, Sedler, MJ, Gatley, SJ, Hitzemann, R, Ding, YS, Logan, J, Wong, C, Miller, EN. Association of dopamine transporter reduction with psychomotor impairment in methamphetamine abusers. Am J Psychiatry, 158: 377-382, 2001.

123 Volkow, ND, Chang, L, Wang, GJ, Fowler, JS, Ding, YS, Sedler, M, Logan, J, Franceschi, D, Gatley, J, Hitzemann, R, Gifford, A, Wong, C, Pappas, N. Low level of brain dopamine D2 receptors in methamphetamine abusers: association with metabolism in the orbitofrontal cortex. Am J Psychiatry, 158: 2015-2021, 2001.

124 Bocklisch, C, Pascoli, V, Wong, JC, House, DR, Yvon, C, de Roo, M, Tan, KR, Lüscher, C. Cocaine disinhibits dopamine neurons by potentiation of GABA transmission in the ventral tegmental area. Science, 341: 1521-1525, 2013.

125 Xue, YX, Luo, YX, Wu, P, Shi, HS, Xue, LF, Chen, C, Zhu, WL, Ding, ZB, Bao, YP, Shi, J, Epstein, DH, Shaham, Y, Lu, L. A memory retrieval-extinction procedure to prevent drug craving and relapse. Science, 336: 241-245, 2012.

126 Creed, M, Pascoli, VJ, Lüscher, C. Addiction therapy. Refining deep brain stimulation to emulate optogenetic treatment of synaptic pathology. Science, 347: 659-664, 2015.

127 Wanted: biotech for an aging population. Nat Biotechnol, 35: 597, 2017.

128 Mischel, W. *The marshmallow test: understanding self-control and how to master it* (Random House, 2014).

129 Mischel, W, Shoda, Y, Rodriguez, MI. Delay of gratification in children. Science, 244: 933-938, 1989.

130 Schlam, TR, Wilson, NL, Shoda, Y, Mischel, W, Ayduk, O. Preschoolers' delay of gratification predicts their body mass 30 years later. J Pediatr, 162: 90-93, 2013.

131 Mischel, W, Shoda, Y, Peake, PK. The nature of adolescent competencies predicted by preschool delay of gratification. J Pers Soc Psychol, 54: 687-696, 1988.

132 Klekamp, J, Riedel, A, Harper, C, Kretschmann, HJ. Quantitative changes during the postnatal maturation of the human visual cortex. J Neurol Sci, 103: 136-143, 1991.

133 Wilson, TD, Reinhard, DA, Westgate, EC, Gilbert, DT, Ellerbeck, N, Hahn, C, Brown, CL, Shaked, A. Just think: the challenges of the disengaged mind. Science, 345: 75-77, 2014.

134 Yawata, Y, Ikegaya, Y. Boredom-like behavior of mice. Proc Annual Meeting Jpn

Deep Neural Networks. arXiv, 1706: 07979, 2017.

103 Mahendran, A, Vedaldi, A. Understanding Deep Image Representations by Inverting Them. arXiv, 1412: 0035, 2017.

104 Nosek, MA, Rintala, DH, Young, ME, Howland, CA, Foley, CC, Rossi, D, Chanpong, G. Sexual functioning among women with physical disabilities. Archives of physical medicine and rehabilitation, 77: 107-115, 1996.

105 Satava, RM. Virtual reality surgical simulator: the first steps. 1993. Clinical orthopaedics and related research, 442: 2-4, 2006.

106 Kaufmann, H, Schmalstieg, D. Mathematics and geometry education with collaborative augmented reality. Comput Graphics, 27: 339-345, 2003.

107 Bower, M, Howe, C, McCredie, N, Robinson, A, Grover, D. Augmented Reality in education-cases, places and potentials. Edu Media Interntl, 51: 1-15, 2014.

108 Shih, YC, Yang, MT. A collaborative virtual environment for situated language learning using VEC3D. J EduTech Soc, 11: 1, 2008.

109 Frey, CB, Osborne, MA. The Future of Employment: How susceptible are jobs to computerisation? in *OMS Working Papers*(Oxford University, 2013).

110 Bohannon, J. The synthetic therapist. Science, 349: 250-251, 2015.

111 Paulson, S. The Nature of Consciousness: How the Internet Could Learn to Feel. The Atlantic, Aug:22, 2012.

112 Tononi, G, Boly, M, Massimini, M, Koch, C. Integrated information theory: from consciousness to its physical substrate. Nat Rev Neurosci, 17: 450-461, 2016.

113 Horton, H. Microsoft deletes 'teen girl' AI after it became a Hitler-loving sex robot within 24 hours. The Daily Telegraph, May:24th, 2016.

114 Allen, K. Chinese chatbots shut down after anti-government posts. BBC News, August 3rd, 2017.

115 Clarke, R. Asimov's laws of robotics: implications for information technology. Computer, 26: 53-61, 1993.

116 新保史生 *ロボット法新8原則* 時の法令 2019: 2-3, 2017.

117 Silver, D, Huang, A, Maddison, CJ, Guez, A, Sifre, L, van den Driessche, G, Schrittwieser, J, Antonoglou, I, Panneershelvam, V, Lanctot, M, Dieleman, S, Grewe, D, Nham, J, Kalchbrenner, N, Sutskever, I, Lillicrap, T, Leach, M, Kavukcuoglu, K, Graepel, T, Hassabis, D. Mastering the game of Go with deep neural networks and tree search. Nature, 529: 484-489, 2016.

118 Nudd, T. Inside 'The Next Rembrandt': how JWT got a computer to paint like the old master. Adweek, June:27, 2016.

119 Kaleagasi, B. A new AI can write music as well as a human composer Futurism, March:10, 2017.

120 McDermott, JH, Schultz, AF, Undurraga, EA, Godoy, RA. Indifference to dissonance in native Amazonians reveals cultural variation in music perception.

88 Ma, H. *et al.* Correction of a pathogenic gene mutation in human embryos. Nature, 548: 413–419, 2017.

89 Cyranoski, D. Chinese scientists to pioneer first human CRISPR trial. Nature, 535: 476–477, 2016.

90 Check Hayden, E. Should you edit your children's genes? Nature, 530: 402–405, 2016.

91 Friedmann, T, Rabin, O, Frankel, MS. Gene doping and sport. Science, 327: 647–648, 2010.

92 Fischetto, G, Bermon, S. From gene engineering to gene modulation and manipulation: can we prevent or detect gene doping in sports? Sports medicine, 43: 965–977, 2013.

93 Cyranoski, D, Ledford, H. Genome-edited baby claim provokes international outcry. Nature, 563: 607–608, 2018.

94 Boeke, JD, Church, G, Hessel, A, Kelley, NJ, Arkin, A, Cai, Y, Carlson, R, Chakravarti, A, Cornish, VW, Holt, L, Isaacs, FJ, Kuiken, T, Lajoie, M, Lessor, T, Lunshof, J, Maurano, MT, Mitchell, LA, Rine, J, Rosser, S, Sanjana, NE, Silver, PA, Valle, D, Wang, H, Way, JC, Yang, L. The Genome Project-Write. Science, 353: 126–127, 2016.

95 Gibson, DG, Glass, JI, Lartigue, C, Noskov, VN, Chuang, RY, Algire, MA, Benders, GA, Montague, MG, Ma, L, Moodie, MM, Merryman, C, Vashee, S, Krishnakumar, R, Assad-Garcia, N, Andrews-Pfannkoch, C, Denisova, EA, Young, L, Qi, ZQ, Segall-Shapiro, TH, Calvey, CH, Parmar, PP, Hutchison, CA, 3rd, Smith, HO, Venter, JC. Creation of a bacterial cell controlled by a chemically synthesized genome. Science, 329: 52–56, 2010.

96 Lek, M. *et al.* Analysis of protein-coding genetic variation in 60,706 humans. Nature, 536: 285–291, 2016.

97 Saleheen, D. *et al.* Human knockouts and phenotypic analysis in a cohort with a high rate of consanguinity. Nature, 544: 235–239, 2017.

98 Capecchi, MR. The new mouse genetics: altering the genome by gene targeting. Trends Genet, 5: 70–76, 1989.

99 Hutchison, CA, 3rd, Chuang, RY, Noskov, VN, Assad-Garcia, N, Deerinck, TJ, Ellisman, MH, Gill, J, Kannan, K, Karas, BJ, Ma, L, Pelletier, JF, Qi, ZQ, Richter, RA, Strychalski, EA, Sun, L, Suzuki, Y, Tsvetanova, B, Wise, KS, Smith, HO, Glass, JI, Merryman, C, Gibson, DG, Venter, JC. Design and synthesis of a minimal bacterial genome. Science, 351:aad6253, 2016.

100 Harari, YN. Reboot for the AI revolution. Nature, 550: 324–327, 2017.

101 Kshirsagar, R, Morris, R, Bowman, S. Detecting and Explaining Crisis. arXiv, 1705: 09585, 2017.

102 Montavon, G, Samek, W, Müller, KR. Methods for Interpreting and Understanding

1664-1671, 2015.
73 Li, PW, Zhao, X, Zhao, YL, Wang, BJ, Song, Y, Shen, ZL, Jiang, HJ, Jin, H, Canavero, S, Ren, XP. A cross-circulated bicephalic model of head transplantation. CNS neuroscience & therapeutics, 23: 535-541, 2017.
74 Falkner, S, Grade, S, Dimou, L, Conzelmann, KK, Bonhoeffer, T, Götz, M, Hübener, M. Transplanted embryonic neurons integrate into adult neocortical circuits. Nature, 539: 248-253, 2016.
75 Schnider, A. Orbitofrontal reality filtering. Frontiers in behavioral neuroscience, 7: 67, 2013.
76 Hall, KT, Loscalzo, J, Kaptchuk, TJ. Genetics and the placebo effect: the placebome. Trends in molecular medicine, 21: 285-294, 2015.
77 Jinek, M, Chylinski, K, Fonfara, I, Hauer, M, Doudna, JA, Charpentier, E. A programmable dual-RNA-guided DNA endonuclease in adaptive bacterial immunity. Science, 337: 816-821, 2012.
78 Kosicki, M, Tomberg, K, Bradley, A. Repair of double-strand breaks induced by CRISPR-Cas9 leads to large deletions and complex rearrangements. Nat Biotechnol, 36: 765-771, 2018.
79 Charlesworth, CT. *et al.* Identification of pre-existing adaptive immunity to Cas9 proteins in humans. Nature Medicine, 25: 249-254, 2019.
80 Platt, RJ, Chen, S, Zhou, Y, Yim, MJ, Swiech, L, Kempton, HR, Dahlman, JE, Parnas, O, Eisenhaure, TM, Jovanovic, M, Graham, DB, Jhunjhunwala, S, Heidenreich, M, Xavier, RJ, Langer, R, Anderson, DG, Hacohen, N, Regev, A, Feng, G, Sharp, PA, Zhang, F. CRISPR-Cas9 knockin mice for genome editing and cancer modeling. Cell, 159: 440-455, 2014.
81 Hammond, A, Galizi, R, Kyrou, K, Simoni, A, Siniscalchi, C, Katsanos, D, Gribble, M, Baker, D, Marois, E, Russell, S, Burt, A, Windbichler, N, Crisanti, A, Nolan, T. A CRISPR-Cas9 gene drive system targeting female reproduction in the malaria mosquito vector Anopheles gambiae. Nat Biotechnol, 34: 78-83, 2016.
82 Li, T, Liu, B, Spalding, MH, Weeks, DP, Yang, B. High-efficiency TALEN-based gene editing produces disease-resistant rice. Nat Biotechnol, 30: 390-392, 2012.
83 Doudna, J. Perspective: Embryo editing needs scrutiny. Nature, 528:S6, 2015.
84 Liang, P, Xu, Y, Zhang, X, Ding, C, Huang, R, Zhang, Z, Lv, J, Xie, X, Chen, Y, Li, Y, Sun, Y, Bai, Y, Songyang, Z, Ma, W, Zhou, C, Huang, J. CRISPR/Cas9-mediated gene editing in human tripronuclear zygotes. Protein & cell, 6: 363-372, 2015.
85 Cyranoski, D. Ethics of embryo editing divides scientists. Nature, 519: 272, 2015.
86 Reardon, S. Gene-editing summit supports some research in human embryos. Nature, December:03, 2015.
87 Callaway, E. UK scientists gain licence to edit genes in human embryos. Nature, 530: 18, 2016.

QX, Martins, R, Rowe, C, Tomita, T, Matsuzaki, K, Ishii, K, Ishii, K, Arahata, Y, Iwamoto, S, Ito, K, Tanaka, K, Masters, CL, Yanagisawa, K. High performance plasma amyloid-beta biomarkers for Alzheimer's disease. Nature, 554: 249–254, 2018.

【第二章 脳 vs.人工知能】

62 Hochberg, LR, Bacher, D, Jarosiewicz, B, Masse, NY, Simeral, JD, Vogel, J, Haddadin, S, Liu, J, Cash, SS, van der Smagt, P, Donoghue, JP. Reach and grasp by people with tetraplegia using a neurally controlled robotic arm. Nature, 485: 372–375, 2012.

63 Velliste, M, Perel, S, Spalding, MC, Whitford, AS, Schwartz, AB. Cortical control of a prosthetic arm for self-feeding. Nature, 453: 1098–1101, 2008.

64 Nicolelis, MA, Lebedev, MA. Principles of neural ensemble physiology underlying the operation of brain-machine interfaces. Nat Rev Neurosci, 10: 530–540, 2009.

65 Gilja, V, Nuyujukian, P, Chestek, CA, Cunningham, JP, Yu, BM, Fan, JM, Churchland, MM, Kaufman, MT, Kao, JC, Ryu, SI, Shenoy, KV. A high-performance neural prosthesis enabled by control algorithm design. Nat Neurosci, 15: 1752–1757, 2012.

66 Hochberg, LR, Serruya, MD, Friehs, GM, Mukand, JA, Saleh, M, Caplan, AH, Branner, A, Chen, D, Penn, RD, Donoghue, JP. Neuronal ensemble control of prosthetic devices by a human with tetraplegia. Nature, 442: 164–171, 2006.

67 Ethier, C, Oby, ER, Bauman, MJ, Miller, LE. Restoration of grasp following paralysis through brain-controlled stimulation of muscles. Nature, 485: 368–371, 2012.

68 Bouton, CE, Shaikhouni, A, Annetta, NV, Bockbrader, MA, Friedenberg, DA, Nielson, DM, Sharma, G, Sederberg, PB, Glenn, BC, Mysiw, WJ, Morgan, AG, Deogaonkar, M, Rezai, AR. Restoring cortical control of functional movement in a human with quadriplegia. Nature, 533: 247–250, 2016.

69 O'Doherty, JE, Lebedev, MA, Ifft, PJ, Zhuang, KZ, Shokur, S, Bleuler, H, Nicolelis, MA. Active tactile exploration using a brain-machine-brain interface. Nature, 479: 228–231, 2011.

70 Piff, PK, Stancato, DM, Côté, S, Mendoza-Denton, R, Keltner, D. Higher social class predicts increased unethical behavior. Proc Natl Acad Sci USA, 109: 4086–4091, 2012.

71 Shaw, J, Porter, S. Constructing rich false memories of committing crime. Psychol Sci, 26: 291–301, 2015.

72 Finn, ES, Shen, X, Scheinost, D, Rosenberg, MD, Huang, J, Chun, MM, Papademetris, X, Constable, RT. Functional connectome fingerprinting: identifying individuals using patterns of brain connectivity. Nat Neurosci, 18:

416: 16-20, 1996.
46 Madsen, HB, Kim, JH. Ontogeny of memory: An update on 40 years of work on infantile amnesia. Behav Brain Res, 298: 4-14, 2016.
47 Schachtel, EG. On memory and childhood amnesia. Psychiatry, 10: 1-26, 1947.
48 Montirosso, R, Tronick, E, Morandi, F, Ciceri, F, Borgatti, R. Four-month-old infants' long-term memory for a stressful social event. PLOS ONE, 8:e82277, 2013.
49 Nakano, T, Kitazawa, S. Development of long-term event memory in preverbal infants: an eye-tracking study. Scientific reports, 7: 44086, 2017.
50 Fivush, R, Schwarzmueller, A. Children remember childhood: Implications for childhood amnesia. App Cog Psychol, 12: 455-473, 1998.
51 Claparède, E. Recognition et moïté. Arch Psychol, 11: 79-90, 1911.
52 Feinstein, JS, Duff, MC, Tranel, D. Sustained experience of emotion after loss of memory in patients with amnesia. Proc Natl Acad Sci USA, 107: 7674-7679, 2010.
53 有吉佐和子 *恍惚の人*（新潮社 1972）
54 Sevigny, J, Chiao, P, Bussière, T, Weinreb, PH, Williams, L, Maier, M, Dunstan, R, Salloway, S, Chen, T, Ling, Y, O'Gorman, J, Qian, F, Arastu, M, Li, M, Chollate, S, Brennan, MS, Quintero-Monzon, O, Scannevin, RH, Arnold, HM, Engber, T, Rhodes, K, Ferrero, J, Hang, Y, Mikulskis, A, Grimm, J, Hock, C, Nitsch, RM, Sandrock, A. The antibody aducanumab reduces Aβ plaques in Alzheimer's disease. Nature, 537: 50-56, 2016.
55 de la Torre, JC. Phase 3 trials of solanezumab and bapineuzumab for Alzheimer's disease. New Eng J Med, 370: 1459-1460, 2014.
56 Doody, RS, Thomas, RG, Farlow, M, Iwatsubo, T, Vellas, B, Joffe, S, Kieburtz, K, Raman, R, Sun, X, Aisen, PS, Siemers, E, Liu-Seifert, H, Mohs, R, Alzheimer's Disease Cooperative Study Steering, Committee, Solanezumab Study Group. Phase 3 trials of solanezumab for mild-to-moderate Alzheimer's disease. New Eng J Med, 370: 311-321, 2014.
57 Ferrer, I, Boada Rovira, M, Sanchez Guerra, ML, Rey, MJ, Costa-Jussa, F. Neuropathology and pathogenesis of encephalitis following amyloid-beta immunization in Alzheimer's disease. Brain pathology, 14: 11-20, 2004.
58 Snowdon, DA, Greiner, LH, Mortimer, JA, Riley, KP, Greiner, PA, Markesbery, WR. Brain infarction and the clinical expression of Alzheimer disease: the Nun Study. Jama 277: 813-817, 1997.
59 Hoggatt, J. Personalized medicine—trends in molecular Diagnostics: exponential growth expected in the next ten years. Mol Diag Ther, 15: 53-55, 2011.
60 Mendelsohn, A, Chalamish, Y, Solomonovich, A, Dudai, Y. Mesmerizing memories: brain substrates of episodic memory suppression in posthypnotic amnesia. Neuron, 57: 159-170, 2008.
61 Nakamura, A, Kaneko, N, Villemagne, VL, Kato, T, Doecke, J, Dore, V, Fowler, C, Li,

29 Zak, PJ, Stanton, AA, Ahmadi, S. Oxytocin increases generosity in humans. PLOS ONE, 2:e1128, 2007.

30 Sakaguchi, T, Iwasaki, S, Okada, M, Okamoto, K, Ikegaya, Y. Ethanol facilitates socially evoked fear memory recall via recruitment of vicarious pain-sensitive neurons in the mouse anterior cingulate cortex. Nature communications, 9: 3526, 2018.

31 Campbell, A. Attachment, aggression and affiliation: the role of oxytocin in female social behavior. Biological psychology, 77: 1–10, 2008.

32 Desmurget, M, Reilly, KT, Richard, N, Szathmari, A, Mottolese, C, Sirigu, A. Movement intention after parietal cortex stimulation in humans. Science, 324: 811–813, 2009.

33 Luczak, A, Barthó, P, Harris, KD. Spontaneous events outline the realm of possible sensory responses in neocortical populations. Neuron, 62: 413–425, 2009.

34 Raichle, ME. Neuroscience. The brain's dark energy. Science, 314: 1249–1250, 2006.

35 Lou, HC, Luber, B, Crupain, M, Keenan, JP, Nowak, M, Kjaer, TW, Sackeim, HA, Lisanby, SH. Parietal cortex and representation of the mental Self. Proc Natl Acad Sci USA, 101: 6827–6832, 2004.

36 Northoff, G, Bermpohl, F. Cortical midline structures and the self. Trends Cogn Sci, 8: 102–107, 2004.

37 Buckner, RL, Carroll, DC. Self-projection and the brain. Trends Cogn Sci, 11: 49–57, 2007.

38 Bechara, A, Tranel, D, Damasio, H. Characterization of the decision-making deficit of patients with ventromedial prefrontal cortex lesions. Brain, 123 (Pt 11): 2189–2202, 2000.

39 Anderson, SW, Bechara, A, Damasio, H, Tranel, D, Damasio, AR. Impairment of social and moral behavior related to early damage in human prefrontal cortex. Nat Neurosci, 2: 1032–1037, 1999.

40 Padoa-Schioppa, C, Assad, JA. Neurons in the orbitofrontal cortex encode economic value. Nature, 441: 223–226, 2006.

41 Decety, J, Sommerville, JA. Shared representations between self and other: a social cognitive neuroscience view. Trends Cogn Sci, 7: 527–533, 2003.

42 Roth, M. Disorders of the body image caused by lesions of the right parietal lobe. Brain, 72: 89–111, 1949.

43 Amsterdam, B. Mirror self-image reactions before age two. Dev Psychobiol, 5: 297–305, 1972.

44 Partanen, E, Kujala, T, Tervaniemi, M, Huotilainen, M. Prenatal music exposure induces long-term neural effects. PLOS ONE, 8:e78946, 2013.

45 Hepper, PG. Fetal memory: does it exist? What does it do? Acta Paediatr Suppl,

amygdala for reconsolidation after retrieval. Nature, 406: 722-726, 2000.

15 Kida, S, Josselyn, SA, Peña de Ortiz, S, Kogan, JH, Chevere, I, Masushige, S, Silva, AJ. CREB required for the stability of new and reactivated fear memories. Nat Neurosci, 5: 348-355, 2002.

16 Sara, SJ. Retrieval and reconsolidation: toward a neurobiology of remembering. Learn Mem, 7: 73-84, 2000.

17 Debiec, J, Ledoux, JE. Disruption of reconsolidation but not consolidation of auditory fear conditioning by noradrenergic blockade in the amygdala. Neuroscience, 129: 267-272, 2004.

18 Kindt, M, Soeter, M. Pharmacologically induced amnesia for learned fear is time and sleep dependent. Nature communications, 9: 1316, 2018.

19 Lee, JL, Di Ciano, P, Thomas, KL, Everitt, BJ. Disrupting reconsolidation of drug memories reduces cocaine-seeking behavior. Neuron, 47: 795-801, 2005.

20 Koizumi, A, Amano, K, Cortese, A, Shibata, K, Yoshida, W, Seymour, B, Kawato, M, Lau, H. Fear reduction without fear through reinforcement of neural activity that bypasses conscious exposure. Nat Hum Behav, 1: 0006, 2016.

21 Maier, SF, Seligman, ME, Solomon, RL. Pavlovian Fear Conditioning and Learned Helplessness: Effects on Escape and Avoidance Behavior of (a) the Cs-Us Contingency and (b) the Independence of the US and Voluntary Responding. in *Punishment and aversive behavior* (Appleton-Century-Crofts, 1969).

22 Ben-Ami Bartal, I, Decety, J, Mason, P. Empathy and pro-social behavior in rats. Science, 334: 1427-1430, 2011.

23 Langford, DJ, Crager, SE, Shehzad, Z, Smith, SB, Sotocinal, SG, Levenstadt, JS, Chanda, ML, Levitin, DJ, Mogil, JS. Social modulation of pain as evidence for empathy in mice. Science, 312: 1967-1970, 2006.

24 Jeon, D, Kim, S, Chetana, M, Jo, D, Ruley, HE, Lin, SY, Rabah, D, Kinet, JP, Shin, HS. Observational fear learning involves affective pain system and Cav1.2 Ca^{2+} channels in ACC. Nat Neurosci, 13: 482-488, 2010.

25 Singer, T, Seymour, B, O'Doherty, J, Kaube, H, Dolan, RJ, Frith, CD. Empathy for pain involves the affective but not sensory components of pain. Science, 303: 1157-1162, 2004.

26 Parvizi, J, Rangarajan, V, Shirer, WR, Desai, N, Greicius, MD. The will to persevere induced by electrical stimulation of the human cingulate gyrus. Neuron, 80: 1359-1367, 2013.

27 Okamoto, K, Hitora-Imamura, N, Hioki, H, Ikegaya, Y. GABAergic malfunction in the anterior cingulate cortex underlying maternal immune activation-induced social deficits. Journal of neuroimmunology, 321: 92-96, 2018.

28 Gimpl, G, Fahrenholz, F. The oxytocin receptor system: structure, function, and regulation. Physiol Rev, 81: 629-683, 2001.

●参考文献

【はじめに】

1 Kozubek, J. What is "normal," anyway? Scic Am Mind, 45: 29, 2018.

2 Kyaga, S, Landén, M, Boman, M, Hultman, CM, Långström, N, Lichtenstein, P. Mental illness, suicide and creativity: 40-year prospective total population study. J Psychiatr Res, 47: 83-90, 2013.

3 Steel, Z, Marnane, C, Iranpour, C, Chey, T, Jackson, JW, Patel, V, Silove, D. The global prevalence of common mental disorders: a systematic review and meta-analysis 1980-2013. International journal of epidemiology, 43: 476-493, 2014.

4 *通常の学級に在籍する発達障害の可能性のある特別な教育的支援を必要とする児童生徒に関する調査*（文部科学省 2012）.

【第一章　誤解する脳】

5 Stein, DJ. Obsessive-compulsive disorder. Lancet, 360: 397-405, 2002.

6 Hu, XZ, Lipsky, RH, Zhu, G, Akhtar, LA, Taubman, J, Greenberg, BD, Xu, K, Arnold, PD, Richter, MA, Kennedy, JL, Murphy, DL, Goldman, D. Serotonin transporter promoter gain-of-function genotypes are linked to obsessive-compulsive disorder. Am J Hum Genet, 78: 815-826, 2006.

7 El-Hayek, YH, Wu, C, Ye, H, Wang, J, Carlen, PL, Zhang, L. Hippocampal excitability is increased in aged mice. Exp Neurol, 247: 710-719, 2013.

8 Shetty, AK, Turner, DA. Hippocampal interneurons expressing glutamic acid decarboxylase and calcium-binding proteins decrease with aging in Fischer 344 rats. J Comp Neurol, 394: 252-269, 1998.

9 Baillie, DW. Phantom vibration syndrome. Sixty eight per cent of us hallucinate. Bmj, 342:d299, 2011.

10 Martin, AL, Brown, RE. The lonely mouse: verification of a separation-induced model of depression in female mice. Behav Brain Res, 207: 196-207, 2010.

11 Krsiak, M. Behavioral changes and aggressivity evoked by drugs in mice. Research communications in chemical pathology and pharmacology, 7: 237-257, 1974.

12 Koike, H, Ibi, D, Mizoguchi, H, Nagai, T, Nitta, A, Takuma, K, Nabeshima, T, Yoneda, Y, Yamada, K. Behavioral abnormality and pharmacologic response in social isolation-reared mice. Behav Brain Res, 202: 114-121, 2009.

13 Björkstrand, J, Agren, T, Åhs, F, Frick, A, Larsson, EM, Hjorth, O, Furmark, T, Fredrikson, M. Disrupting Reconsolidation Attenuates Long-Term Fear Memory in the Human Amygdala and Facilitates Approach Behavior. Curr Biol, 26: 2690-2695, 2016.

14 Nader, K, Schafe, GE, Le Doux, JE. Fear memories require protein synthesis in the

この作品は二〇一九年一月新潮社より刊行された。

池谷裕二
糸井重里 著

海　馬
—脳は疲れない—

脳と記憶に関する、目からウロコの集中対談。「物忘れは老化のせいではない」「30歳から頭はよくなる」など、人間賛歌に満ちた一冊。

池谷裕二著

脳はなにかと言い訳する
—人は幸せになるようにできていた!?—

「脳」のしくみを知れば仕事や恋のストレスも氷解。「海馬」の研究者が身近な具体例で分りやすく解説した脳科学エッセイ決定版。

池谷裕二著

受験脳の作り方
—脳科学で考える効率的学習法—

脳は、記憶を忘れるようにできている。そのしくみを正しく理解して、受験に克とう！——気鋭の脳研究者が考える、最強学習法。

池谷裕二著

脳には妙なクセがある

楽しいから笑顔になるのではなく、笑顔を作ると楽しくなるのだ！ 脳の本性を理解し、より楽しく生きるとは何か、を考える脳科学。

茂木健一郎
河合隼雄 著

こころと脳の対話

人間の不思議を、心と脳で考える……魂の専門家である臨床心理学者と脳科学の申し子が、箱庭を囲んで、深く真摯に語り合った——。

J・B・テイラー
竹内　薫 訳

奇　跡　の　脳
—脳科学者の脳が壊れたとき—

ハーバードで脳科学研究を行っていた女性科学者を襲った脳卒中——8年を経て「再生」を遂げた著者が贈る驚異と感動のメッセージ。

黒川伊保子著

恋　愛　脳

―男心と女心は、なぜこうもすれ違うのか―

男脳と女脳は感じ方が違う。それを理解すれば、恋の達人になれる。最先端の脳科学とＡＩの知識を駆使して探る男女の機微。

黒川伊保子著

夫　婦　脳

―夫心と妻心は、なぜこうも相容れないのか―

繰り返される夫婦のすれ違いは、男女の脳のしくみのせいだった！　脳科学とことばの研究者がパートナーたちへ贈る応援エッセイ。

黒川伊保子著

家　族　脳

―親心と子心は、なぜこうも厄介なのか―

性別&年齢の異なる親子も夫婦も、互いの違いを尊重すれば「家族」はもっと楽しくなる。脳の研究者が綴る愛情溢れる痛快エッセイ！

黒川伊保子著

成　熟　脳

―脳の本番は56歳から始まる―

もの忘れは「老化」ではなく「進化」だった。なんと、56歳は脳の完成期！――感性とＡＩの研究者がつむぎ出す、脳科学エッセイ。

黒川伊保子著

「話が通じない」の正体

―共感障害という謎―

上司は分かってくれない。部下は分かろうとしない――。全て「共感障害」が原因だった！　脳の認識の違いから人間関係を紐解く。

Ａ・ハンセン
M・ヴェンブラード
久山葉子訳

脱スマホ脳かんたんマニュアル

集中力がない、時間の使い方が下手、なんだか寝不足。スマホと脳の関係を知ればきっと悩みは解決！　大ベストセラーのジュニア版。

池田清彦著

もうすぐいなくなります

—絶滅の生物学—

生命誕生以来、大量絶滅は6回起きている。絶滅と生存を分ける原因は何か。絶滅から生命の進化を読み解く、新しい生物学の教科書。

岩崎夏海著

もし高校野球の女子マネージャーがドラッカーの『マネジメント』を読んだら

世界で一番読まれた経営学書『マネジメント』。その教えを実践し、甲子園出場をめざす高校生の青春物語。永遠のベストセラー！

磯田道史著

殿様の通信簿

水戸の黄門様は酒色に溺れていた？ 江戸時代の極秘文書「土芥寇讎記」に描かれた大名たちの生々しい姿を史学界の俊秀が読み解く。

岩波　明著

心に狂いが生じるとき

—精神科医の症例報告—

その狂いは、最初は小さなものだった……。アルコール依存やうつ病から統合失調症まで、精神疾患の「現実」と「現在」を現役医師が報告。

磯部　涼著

ルポ川崎

ここは地獄か、夢の叶う街か？ 高齢化やヘイト問題など日本の未来の縮図とも言える都市の姿を活写した先鋭的ドキュメンタリー。

稲垣栄洋著

一晩置いたカレーはなぜおいしいのか

—食材と料理のサイエンス—

カレーやチャーハン、ざるそば、お好み焼きなど身近な料理に隠された「おいしさの秘密」を、食材を手掛かりに科学的に解き明かす。

石川直樹著
地上に星座をつくる
山形、ヒマラヤ、パリ、知床、宮古島、アラスカ……もう二度と経験できないこの瞬間。写真家である著者が紡いだ、7年の旅の軌跡。

植木理恵著
シロクマのことだけは考えるな！
—人生が急にオモシロくなる心理術—
恋愛、仕事、あらゆるシチュエーションを気鋭の学者が分析。ベストの対処法を紹介します。現代人必読の心理学エッセイ。

NHKスペシャル取材班著
老後破産
—長寿という悪夢—
年金生活は些細なきっかけで崩壊する！誰もが他人事ではいられない、思いもしなかった過酷な現実を克明に描いた衝撃のルポ。

NHKスペシャル取材班著
高校生ワーキングプア
—「見えない貧困」の真実—
進学に必要な奨学金、生きるためのアルバイト……「働かなければ学べない」日本の高校生の実情に迫った、切実なルポルタージュ。

大津秀一著
死ぬときに後悔すること25
死を目前にした末期患者の後悔から「生き方」を学ぶ——。緩和医療医が1000人を超える患者の「やり残したこと」を25に集約。

岡潔著
森田真生編
数学する人生
自然と法界、知と情緒……。日本が誇る世界的数学者の詩的かつ哲学的な世界観を味わい尽す。若き俊英が構成した最終講義を収録。